생각 정화 테라피
엑세스바즈
아직 안받아보셨나요?

DreamWalker

생각 정화 테라피 - 엑세스바즈, 아직 안 받아보셨나요?

발행일	2022년 7월 19일
지은이	김권하
펴낸이	한아타
발행처	출판법인 드림워커

등록일자	2017년 8월 8일
등록번호	제2020-000076호
주소	서울시 마포구 잔다리로 48, 정원빌딩 3층 3076호
전자우편	ii21@live.com
전화	050-4866-0021
팩스	050-4346-5979
홈페이지	https://drmwalker.modoo.at

copyright ⓒ DREAMWALKER, 2022, Printed in Korea
ISBN 979-11-961726-3-3

잘못 만들어진 책은 구입한 곳에서 교환해드립니다.
이 책은 저작권법에 따라 보호받는 저작물이므로 무단 전재와 복제를 금합니다.

생각 정화 테라피

엑세스바즈
Access Bars

아직 안 받아보셨나요?

김권하 지음

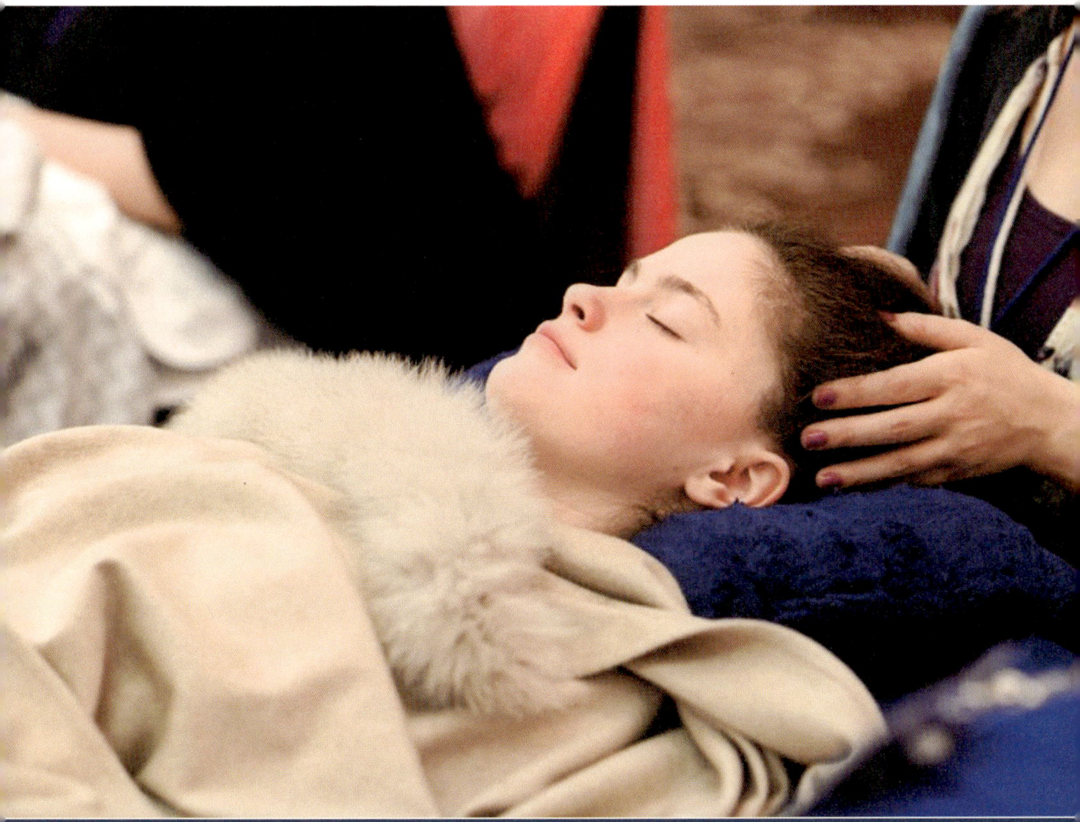

"엑세스바즈와 함께,
당신의 삶은 기쁨으로 바뀔 것이다."

올해
당신이 만나게 될
가장 강력한
힐링 기법

DreamWalker
출판법인 드림워커

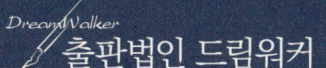

엑세스바즈를 만나 삶이 변화하실 모든 분들께 이 책을 바칩니다.

추천사

"내 삶이 다른 누군가에 의해서 프로그램 되어있어, 나도 모르게 조종당하면서 살고있다면? 진짜 나로서 살기 위해서 내 뜻이 아닌 내 머릿속 프로그램을 삭제하고 싶다면 당신은 엑세스바즈를 알아봐야만 한다. 한국에서 엑세스바즈를 가르쳐줄 최고의 스승이 있다면 그는 김권하 선생이다."

- 리젠365 한의원 대표원장, 김성민

"나는 명상 시 자꾸 끈질기게 많이 떠오르는 잡념을 해결하기 위해 엑세스바즈를 받게되었다. 엑세스바즈를 받으면 뇌를 세탁기에 넣고 한번 빨은것처럼, 뇌에 저장된 있던 온갖 상념들이 씻겨 나간듯이 머리가 가벼워지고 상쾌해진다. 개인적으로 명상 100번 하는거 보다 바즈 한번 받는게 더 나을 정도로 머리가 맑아지는 것을 느낀다."

- 더나은마취통증의학과의원 대표원장, 김범진

"나는 가족세우기 작업을 하면서, 우리 모두에게 상념이 없다면 우리는 훨씬 행복하게 살 것이라는 상상을 했었다. 우리 '뇌에 저장된 상념체들을 방전시켜준다'는 김권하 선생님의 엑세스바즈 이야기는 참으로 흥미롭다. 내 경험을 비추어 "생각이 많아 행동하지 못하는 사람들"에게 강력히 추천한다. 꼭 받아 보길 바란다. 삶이 훨씬 편안해지면서 하고 싶은 일을 할 수 있는 힘이 생길 것이다."

- 가족세우기 촉진자, 유명화

"스트레스와 부정적인 생각으로 가득한 머릿속을 제로(0)로 세팅하기를 원하는 모든 사람들에게 엑세스바즈를 추천하고 싶다."

- ㈜젠테라피네추럴힐링센터 대표, 천시아

"엑세스바즈 세션을 받으면, 몸과 마음 생각들이 맑아지고 여여해지며 저절로 미소를 머금게 된다. 오랜세월 수행한 명상가의 평화로운 마음을 단 몇 시간 만에 가지게 하다니, 엑세스바즈는 두뇌의 에너지를 정화 시키는데 매우 탁월한 도구다. 정말 놀랍다. 한국에서 처음으로 엑세스바즈를 소개하는 이 책을 통해 고통속에서 시름하는 많은 사람들이 엑세스바즈와 인연되어 하루빨리 고통에서 벗어나 행복하고 자유로운 인생을 살아가길 바래본다."

- 행복사 주지, 단원스님

"'나는 왜 그럴까' '나는 왜 똑같은 문제의 패턴이 반복될까?" 하며 고민하던 때, 나는 엑세스바즈를 통해 나의 장벽을 깨트리는 흥미로운 경험을 할 수 있었다. 스스로에 대한 의구심이 든다면 엑세스바즈를 시도해보라. 지금껏 알아왔던 세계보다 더 큰 가능성의 세계를 경험할 수 있을 것이다."

- 동반성장연구소 ㈜다다르고 대표, 권보근

목 차

들어가는 글
014 : 자신의 삶에서 '다른 가능성'을 찾으려는 모든 이들에게

[엑세스바즈] 들여다보기
022 엑세스바즈의 역사
043 바즈는 무엇이 다른가?
048 인생의 의미와 엑세스바즈

어떤 효과가 있는가?
058 삶의 목표와 사람에 대한 애정을 갖게 되다.
　　(자살방지)
062 일상의 두려움에서 해방되다.
064 긴장감, 불안감에서 벗어나다.
071 우울증과 중독 증세를 제거하다.
075 부정적 패턴, PTSD가 옛일이 되다
078 폭력성향이 완화되다

082　컨디션의 회복, 편안한 수면이 가능해지다.
088　성공적이고 긍정적인 삶

무엇이 다른가?

094　생명 메커니즘에 대한 새로운 이해
098　바즈와 리커넥티브힐링 후기
101　모두에게 모두가 힐러가 될 수 있다.
103　존재의 경이로움을 이해하게 되다.
105　홀로 침묵의 세계 안에 빠질 필요가 없다.

엑세스바즈 맛보기

110　32개의 포인트
112　모두에게 열려있는 엑세스바즈 교실
118　심각해질 필요 없다. 와서 즐기라.

새롭고 즐거운 힐링의 세계

- 126 무엇을 통해 우리는 행복해 질 수 있는가?
- 131 더 행복하고 만족스런 삶을 가능하게 하는 엑세스바즈

맺는 글

- 136 : 당신을 행복하게 해줄 놀라운 힌트, 엑세스바즈

"엑세스바즈와 함께,
당신의 삶은 기쁨으로 바뀔 것이다."

들어가는 글

자신의 삶에서
'다른 가능성'을 찾으려는 모든 이들에게

우리가 치유가 필요한 시대에 살고 있다는 것은 의심의 여지가 없다. 삶은 늘 수많은 자극 속에 노출되어 있다. 부정적인 생각은 꼬리에 꼬리를 문다. 쉬는 시간조차 스마트폰을 붙들고 있을 만큼 우리의 뇌는 쉴 틈이 없다. 머릿속은 걱정 근심이 끊이질 않는다. 몸은 피로와 스트레스가 가득하고 또 마음에는 돌보지 못한 감정과 상처들이 늘어만 간다. 스트레스 과잉은 우리의 몸과 마음에 리듬을 깨뜨리고 건강을 위협한다.

정신적 혼란부터 자연재해까지. 이렇듯 우리는 때때로 모든 것이 무너지는 느낌을 받는다. 많은 이들이 상처받고, 스트레스를 받으면서 상황을 더 좋게 만들 방법을 필사적으로 찾고 있다.

하지만 많은 사람이 감정을 해소하고 마음을 돌보는 법을 배우지 못했다. 그래서 그저 억누르고 회피하고 혹은 다른 중독에 빠지는 것으로 대신하는 경우가 많다. 불면증, 우울증, 불안장애, 강박증, 공황장애 등등의 이런 심리적 병증이 사회적으로 만연해 있다.

비단 다른 누군가의 이야기만이 아니다. 나만 하더라도 불안 강박과 우울증을 경험했었다. 그러다 만난 것이 바로 '엑세스바즈'였다. 이후, 나는 엑세스바즈 Access Bars 와 엑세스컨셔스니스 Access Consciousness 의 여러 기법들을 통해서 많은 것들을 극복 하고 변화시킬 수 있었다.

그럼 이제 내가 말하려고 하는 '엑세스바즈'는 도대체 무엇인가?

엑세스바즈가 나의 삶에 나타난 후

엑세스바즈는 머리 위의 32개 포인트를 손으로 가볍게 터치해서 머리 속의 수많은 잡음(생각, 감정, 걱정, 고민, 스트레스, 명료하지 않음 등등)을 제거하는 기법이다. '엑세스바즈'는 하루 수업으로 누구나 배울 수 있고, 집안에 엑세스바즈를 하는 사람이 1명만 있어도 그 집안의 불필요한 슬픔과 고통을 사라지게 할 수 있다.

나에게 엑세스바즈는 구명 도구와도 같았다. 20대 초중반일 때 나는 매우 우울했고, 되는 일도 없었고, 답답했고, 미래는 불확실했다. 스트레스 만땅에, 무기력했다. 그 때, 지인을 통해서 엑세스바즈를 알게 되었는데, 엑세스바즈 테라피를 몇 번 받고 나니, 언제 힘들었는지 기억이 나지 않을 정도로 기분이 좋아졌고 너무도 무거웠던 삶의 무게가 깃털처럼 가벼워진 듯 했다.

많은 사람들이 고통이 극에 달할 때, 극단적인 선택을 하고는 하는데 그들이 그 전에 엑세스바즈를 한 번만이라도 받았더라면 그런 선택을 피할 수 있지 않았을까?

인생을 살다 보면 별의별 일이 다 있기 마련이다. 하지도 않은 말과 행동이 헛소문처럼 사람들 사이에 퍼지기도 하고, 좋았던 인간관계가 틀어지면서 스트레스를 받기도 하며 돈으로 인한 걱정과 스트레스는 누구나 경험한다. 그렇게 스트레스와 걱정 근심이 차올라, 힘들어 죽겠다 하는 시점마다 엑세스바즈를 받으면, 놀라운 속도로 '뭐 때문에 힘들었더라...' 하며 인생이 다시 순조로운 흐름을 타게 된다.

이 놀라운 도구를 많은 분들과 함께 나누고 싶다. 나를 수많은 고비에서 구해주었고, 항상 다시 시작하고 다시 선택할 수 있는 힘을 주었던 '엑세스바즈'를 이 책을 통해 알릴 수 있게 되어 얼마나 기쁜지 모른다.

모두에게는 힐링이 필요하다.

부정적인 생각은 꼬리에 꼬리를 물고 멈출 줄 모르고, 몸과 마음이 묵직한가? 사람들도 만나기 싫고, 세상을 어떻게 살아가야 할지 두렵고 막막한가? 더 이상 삶에 새로운 게 없고, 삶의 모든게 회색빛으로 변해 버렸는가? 왜 살아야 하는지 의미를 찾을 수가 없는가?

그렇다. 모두에게는 힐링이 필요하다. 이 물질계 안에서 살아가는 모두에게 삶의 변화와 힐링은 필수이다. 하지만 당신은 여전히 의구심을 가질지 모른다. 엑세스바즈가 정말 해결책이 될 수 있을까?

'엑세스바즈'는 힘이 있다.

실제로, 엑세스바즈 테라피를 받는 것만으로 자신답게 존재하는 것이 훨씬 더 쉬워진다. 남들에게 뒤쳐지지 않기 위해서가 아니라 진짜 자신이 바라는 행복한 삶을 선택해 가는데 큰 도움이 된다. 이미 많은 연구 결과를 통해서도 정신적 신체적 건강은 물론이고, 능력 개발에도 효과적이어서 삶의 성공에도 도움이 된다는 것이 증명이 되었다.

엑세스바즈를 왜 해야 하는 것일까? 엑세스바즈는 마음을 평화롭고 고요하게 해줄 뿐 아니라 삶을 변화시키는 강력한 도구이기 때문이다. 엑세스바즈 세션을 받고 나면 꼬리를 물던 부정적인 생각은 다 사라지고 너무나 고요해진다.

우리가 가진 생각과 감정으로 인생에 수많은 상황들과 문제들이 창조되는데, 그 모든 생각과 감정을 손쉽게 지워버리고 매 순간 다시 선택할 수 있다면 어떨까? 생각이 사라진 그 공간에서 문제들은 사라지고 다른 가능성이 나타날 것이다. 모든 것은 다시 창조될 여지를 가지게 될 것이다. 그 공간에서 기쁨, 행복, 자유는 어렵지 않은 것이 된다.

누군가에게 바즈를 진하게 한번 해주는 것으로 그 사람의 인생에 새로운 가능성이 시작될 여지가 생긴다. 엑세스바즈를 통해 각종 트라우마, 우울, 불면 등이 해소된 수많은 사례들이 있다. 머리 속 시끄러운 소리들이 사라지고 고요와 평화로운 마음이 회복된 사례도 부지기수이다. 이 모든 것이 엑세스바즈를 통해 비워진 공간 속에 생겨나는 일들이다.

"엑세스바즈와 함께, 당신의 삶은 기쁨으로 바뀔 것이다."

향상된 정신 건강, 향상된 영적 인식, 그리고 더 큰 평화와 행복감이 모두에게 가능하다. 엑세스바즈의 여러 가지 훌륭한 효과 중에 하나는 이것이 내면의 변화를 가져와 더 즐거운 생활을 가능하게 한다는 것이다. 규칙적으로 엑세스바즈를 주고받으면, 당신의 삶은 더 가벼워지고 덜 심각해지며 더 많은 것들을 자각할 수 있게 된다.

꾸준하게 엑세스바즈를 주고받으면, 자신을 심판없이 있는 그대로 받아들이고 인정하는 것이 쉬워지며, 스스로를 불행하게 만들던 부정적인 생각과 감정들은 어느새 사라져 있는 것을 발견하게 된다. 마음이 더 조용해지고 더 고요해짐에 따라, 당신은 다른 관점에서 삶을 보기 시작할 것이다. 이 평화로운 상태에서, 우리는 자연의 아름다움, 아이들의 웃음, 사랑하는 사람의 따뜻한 미소 등, 일상에서 더 큰 기쁨을 발견하게 된다.

엑세스바즈는 우리 자신의 진정한 본질, 항상 행복하고, 평화롭고, 만족하는 당신 존재의 진짜 모습과 연결되게 해준다. 부디 당신이 이 특별하고 소중한 힐링 기법을 통해 순수한 기쁨과 평화, 그리고 진정한 쉼을 경험하고 삶을 다시 발견할 수 있게 되기를 바란다.

2022년 봄의 한 가운데.

힐러 김권하

[엑세스바즈]
들여다보기

엑세스바즈의 역사

1990년대 초반, 미국의 게리 더글라스 Gary Douglas에 의해서 알려지기 시작한 '엑세스바즈'는 173개국 이상 많은 사람들의 삶을 변화시켜왔다. 엑세스바즈는 스트레스, 깊은 긴장감, 불안감, 부정적 패턴, PTSD, ADHD, 만성 우울증, 약물중독, 환청, 자살 충동, 폭력성향 등을 완화하고 치유하는데 효과가 있다. 자기계발/학습능률 향상 및 의식 성장에도 효과가 있는 것으로 알려져 있다.

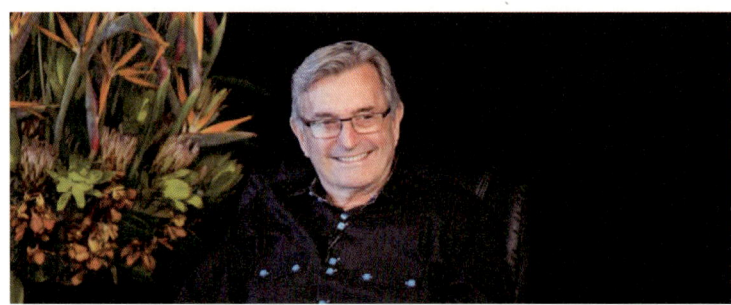

게리 더글라스 (엑세스 창립자)
www.accessconsciousness.com

바즈의 정의

　간단히 말하면, 엑세스바즈 Access Bars 는 뇌파 힐링 및 안정화 세션으로, 에너지 심리 테라피의 일종이다. 머리 위의 32개 포인트를 손으로 터치하여, 정체되어있던 생각/감정 에너지를 방출시킴으로써, 두뇌 신경 회로를 정화하고 두뇌의 전자기적 흐름을 바로잡아주는 것이다. 두뇌와 몸에 전자기적 요소 electro magnetic components 로 저장된 스트레스와 부정적인 생각, 느낌, 감정체들이 풀어지고 사라지게 하여 삶의 모든 영역에서 편안해질 수 있도록 해준다.

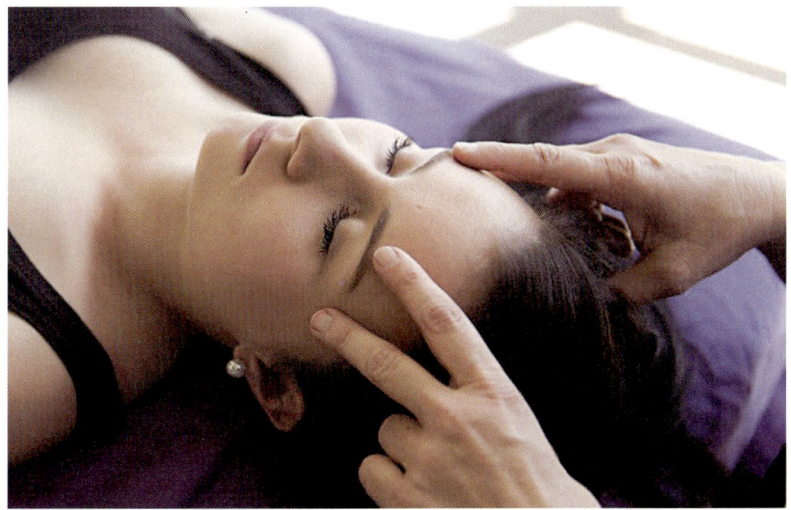

바즈의 놀라운 힘

　이것은 걱정, 두려움, 스트레스, 불안으로 가득했던 뇌의 하드 드라이브에서 불필요한 파일들을 삭제하는 것과 같다. 엑세스바즈 힐링은 마음속에 깊이 뿌리내린 부정적인 사고패턴과 감정들을 옅어지게 하고 사라지게 한다.

대표적인 효과들은 아래와 같다.

- 스트레스가 현저하게 줄어듬
- 깊은 긴장 완화
- 머리 속의 재잘거림 mind chatter 이 사라짐
- 불안감이 사라지고 마음이 안정됨
- 부정적인 생각패턴이 사라짐
- 전체적인 건강 컨디션 회복
- 불면 해소, 깊고 편안한 수면
- 행복함과 감사함의 증가

현재 나는 국내에서 [초민감자 empath 브레인힐링센터]를 운영하며 엑세스바즈 힐링 세션 및 교육을 하고 있다. 지난 10여 년간 많은 분에게 엑세스바즈 세션을 해드리며 목격한 변화의 사례들을 정말 놀랍다. 교통사고 후, PTSD로 인해 운전을 못하던 분이 6번의 세션 이후 아무렇지 않게 다시 운전을 하게 되기도 했고, 어떤 분은 10번의 세션 후 극심한 자살충동과 폭력성향이 씻은 듯 사라지기도 했다. 부끄러움이 많아 이성과 눈도 못마주치던 분이 연애에 성공하는가 하면, 이혼 후 술독에 빠져살

던 사람이 3시간의 세션 이후 삶을 회복하기도 했다.

바즈는 일상 생활의 크고 작은 성공에도 관여한다. 대회 때마다 긴장되어 시합을 망치던 학생이 바둑대회에서 우승했고, 아버지와 원수처럼 지내던 분이 아버지와의 관계를 회복하기도 했다. 시험 때만 되면 긴장해 시험을 망치던 학생의 성적이 눈에 띄게 오르기도 했고, 10여년간 만성우울증을 앓던 분이 마음의 평화를 회복한 사례도 있는데, 이런 사례는 너무 많아서 셀 수 조차 없다. 많은 사람들이 수십 년간 불면증으로 고생하다, 엑세스바즈로 꿀잠을 자게 되었다. 약물중독, 환청으로 극심한 괴로움을 겪던 사람은 긍정적인 삶을 살게 되었다. 10억 이상의 부채에 시달리던 분이 사업 재기에 성공한 사례도 있다.

어떤 효과가 있을진 아무도 모른다.

선택만 한다면, 무엇이든지 변화할 수 있다. 한 번의 세션은 70분~90분 정도 소요된다. 매주 혹은 매달 주기적으로 받을 수도 있다. 힘든 스트레스 상황이 있을 때 받으면 정신건강 유지와 회복에 아주 큰 도움이 된다. 물론, 효과는 개인에 따라 다르다. 매번 세션을 받을 때마다 더욱 깊은 치유와 회복이 일어나며, 대부분의 경우 직관력 향상, 최상의 컨디션 회복, 감사와 평화가 증가 되었다고 말한다.

엑세스바즈와 관련된 실험 연구는 2015년에 60여명의 참여자들을 상대로 뇌신경과학자인 제프리 페닌 박사Dr. Jeffrey Fennin에 의해 진행되었다. 세션 전후에 나타나는 사람들의 뇌파를 측정하자 두뇌의 일관성에 비슷한 영향력이 나타났는데 85%의 참여자들의 두뇌 일관성이 증가했다고 표시했다.

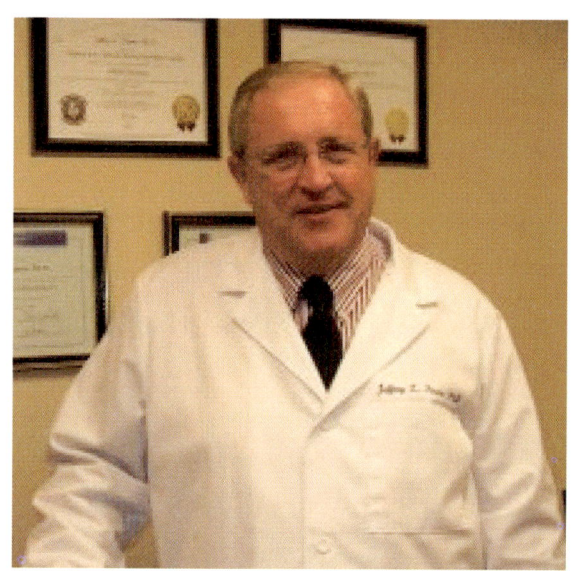

"엑세스바즈를 받은 사람들의 두뇌 스캔 사진을 전후로 분석한 결과를 보고 저는 정말 놀라움을 느꼈습니다. 지난 16년동안 수많은 다른 조건의 두뇌를 봐왔는데, 이렇게 극명하게 사람의 두뇌 컨디션이 변화하는 것은 처음 본 일입니다. 이 결과는 저를 완전히 놀라게 했습니다."

- 제프리 페닌 박사Dr. Jefferey Fannin

페닌 박사는 무엇을 측정하고 목격했는가?

테스트를 위해, 페닌 박사는 E.E.G를 사용했다. 실험 참가자들의 머리에 캡을 씌우고 19개의 전기코드로 측정을 시도했다. 엑세스바즈를 받기 전, 참가자들은 첫 E.E.G 측정을 마치고 한번의 엑세스바즈 테라피를 받았다. 그렇게 바즈 테라피를 받은 직후, 페닌 박사는 참가자들을 다시 E.E.G 로 측정했다.

Color Key

앞으로 보게될 이미지에는 다양한 칼라가 포함되어 있고, 의미는 다음과 같다:

녹색 칼라는 '정상적인' 두뇌 활동을 가리킨다.

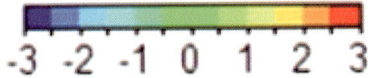

붉은색 칼라는 정상 범주에서 3단계 이탈한 두뇌 활동을 의미한다. 다른 말로 하면, 두뇌가 지나치게 활동적인 상태이다.

E.E.G Brain Map BEFORE Access Bars Session
엑세스바즈 테라피를 받기 전과 후의 E.E.G 두뇌 지도

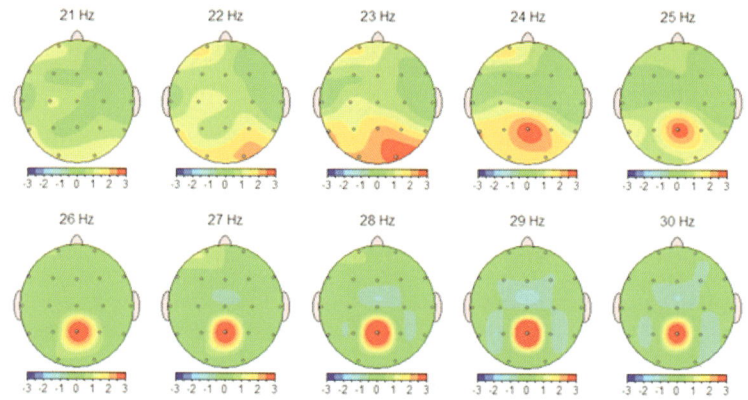

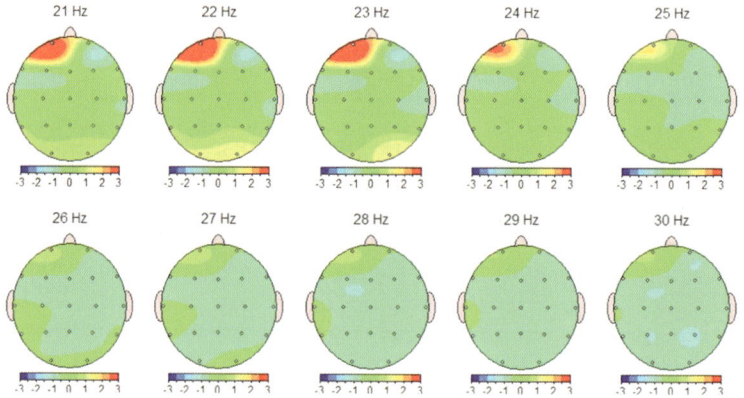

옆 페이지의 이미지는 엑세스바즈 세션을 받기 전에 촬영한 참가자들의 두뇌 상태이다. 붉게 표시된 영역은 'PZ'로 식별되며, 정상 두뇌 활동에서 3단계 이탈한 상태를 뜻한다.

바즈를 받기 전의 붉게 나타났던 부분들이, 바즈를 받고 나서 대부분 녹색으로 변화한 것을 볼 수 있다. 바즈 테라피를 통해 두뇌 활동이 '정상'으로 돌아온 것이 확실히 그래픽으로 보인다.

페닌 박사는 결과를 보고, 그 또한 엑세스바즈를 경험해보고 싶어졌다고 한다.

"저는 이 결과를 보고,
엑세스바즈 테라피를 경험해보기로 했습니다.
그래서 저도 엑세스바즈 테라피 세션을 받았고,
세션 후 제가 느낀 명료함은 정말 놀라웠습니다."

제프리 페닌 박사는 엑세스바즈를 받은 사람들의 두뇌에서 상위 명상가에게 나타나는 안정된 뇌파를 발견했고, 엑세스바즈는 그러한 결과들을 1시간 정도의 세션으로 즉시 만들어냈다.

저명한 박사이자 학자인 테리 호프 박사는 불안과 우울증에 대한 효과들을 알아보기 위해 과학적인 실험을 진행했고 2017년에 에너지 심리학 저널Journal of Energy Psychology 에 전문 기사를 게재했다. 이 연구 조사로 나타난 결과는 실로 놀랍다.

평균적으로 불안 증후군의 심각함 정도가 84.7% 줄어들었다. 평균적으로 우울증 증세의 심각함은 82.7%가 줄어들었다. 모든 참여자는 두뇌의 일관성을 보여주었다. 세션 이전에는 과거의 실패, 자기 비판, 즐거움의 상실, 짜증, 우울에 대한 감각을 보고했던 모든 참여자들이 90분의 세션 이후 이런 증상들이 해체되어 사라졌다고 보고했다.

"우울증 증상의 심각함이 상당히 크게 줄어드는 것과
뇌전도의 일관성이 증가하는 것이 관련있었다.
이런 결과들은 엑세스바즈가 불안과 우울증을 다루는데
매우 유용하다는 것을 제시하고 있다."
- 닥터 테리 호프 -

"엑세스바즈를 받음으로 인해, 과거나 미래가 아닌
지금 '여기'를 살아가게 된다.
그리고 과거의 일들이 미래에 끼치는 영향력이 달라진다.
그저 엑세스바즈를 받음으로써
미래에 대한 가능성을 변화시키게 된다."
- 게리 더글라스 (액세스 창립자) -

액세스바즈는 어떻게 작용하는가?

두뇌에 수많은 생각/느낌/감정/이념/신념/태도 등이 저장될 때 그 모든 것들은 전자기(electro-magnetic)의 형태로 충전된다. 수많은 스트레스, 우울증, 불면증, 공황, 집중력저하, 통증, 능률저하 등의 원인이 되는 상념체 감정체 등의 전자기적 충전을 효과적으로 방전시켜 몸과 마음을 정상적으로 돌려주는 기법이 바로 '엑세스바즈'이다.

"나를 짓누르던 세상 모든 걱정들이
1시간만에 완전히 가벼워졌다."
- M, 서울 -

"엄청난 수행과 연습 등으로 노력해도 잘 없어지지 않는
고정관념, 감정, 패턴 등을
이렇게 간단한 세션을 통해 사라지게 할 수 있다니,
정말 놀라웠습니다."
- D, 전주 -

[엑세스바즈 관련 그 외의 연구들]

리사 쿠니 박사Dr. Lisa Cooney의 엑세스바즈 연구 결과
Research Study On Access Consciousness Bars
by Dr. Lisa Cooney

리사 쿠니 박사Dr. Lisa Cooney는 독자적으로 엑세스바즈와 신체 온도측정에 관련한 연구를 진행했다. 리사 쿠니는 심리학 박사이며, 유년기의 성적학대를 경험한 사람들의 성공[a world authority on thriving after childhood sexual abuse] 에 대한 세계적인 권위자이기도 하다. 그녀는 또한 부부심리치료이자 가족심리치료사이며, 엑세스 컨셔스니스의 공인 촉진자certified facilitator이기도 하다. 지난 20년간 그녀는 유년기에 성적으로 학대받은 수천명의 사람들이 트라우마를 극복하고 행복한 삶을 살 수 있도록 지원해왔다.

그녀는 사람들이 바즈 테라피를 받고난 후 사람들의 신체에 검증할 수 있을만한 어떤 생리적인 변화가 나타날지 궁금했다.

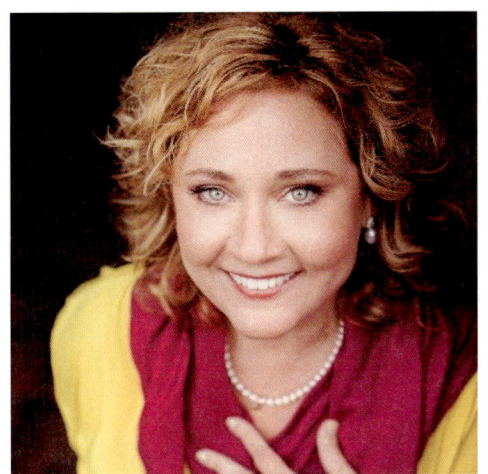

리사 쿠니 박사 Dr. Lisa Cooney
http://drlisacooney.com

온도측정학이란 무엇인가?

온도측정학Thermometry은 신체의 자율신경계에서 어떤 일이 일어나는지 그래픽으로 나타내준다.

온도측정학은 다음과 같은 것들을 측정한다.

- The major organs 주요 장기들
- The glandular system 선체 조직
- The lymph system 림프계
- The teeth 치아
- The musculoskeletal system 근골격계

온도측정학은 이 모든 것들을 피부 표면의 온도로 측정한다. 온도 측정을 하는데 필요조건은 아주 심플하다. 방의 온도를 특정 온도에 맞추고, 두 번의 테스트를 하는 것이다. 측정에 걸리는 시간은 30분이다.

온도측정학은 다음의 것들을 나타내준다:
- 신체의 독성
- 신체의 디톡스 역량
- 신체의 면역체계에 가해진 스트레스
- 내분비선의 불균형
- 장기 기능
- 순환계의 건강 정도

온도측정학 & 엑세스바즈 연구:
케이스 연구 #1
첫 번째 클라이언트는 60세 여성이었다.

엑세스바즈 테라피를 받기 전 이슈는
- 소화 문제
- 양쪽 눈의 부유물 Floaters in both eyes
- 관절염

- 알러지
- 치질

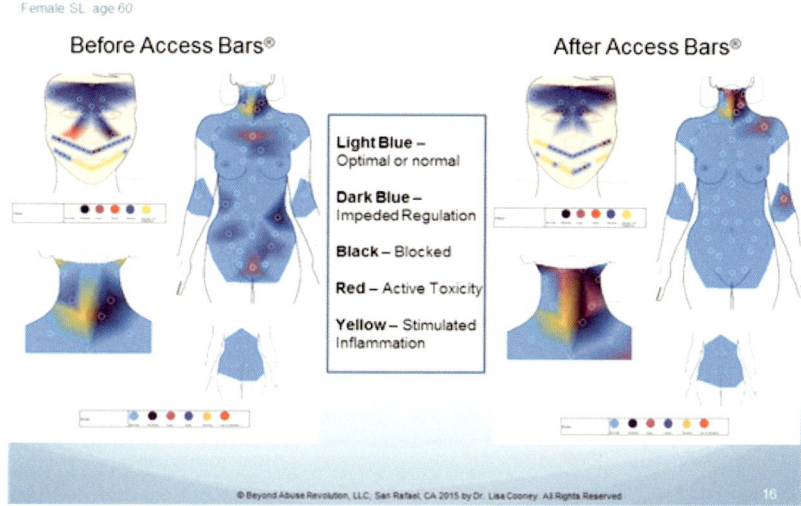

쿠니 박사는 엑세스바즈 테라피를 하기 전과 후로 나누어 이 60세 여성의 온도측정 테스트를 실시했다.

- 옅은 파랑색은 최적 혹은 정상적인 상태를 나타낸다.
- 짙은 파랑색은 지연된 상태, 정상에서 벗어난 상태를 의미한다.
- 검정색은 신체의 에너지흐름이 차단된 상태이다.
- 붉은색은 활성화된 독성을 나타낸다.
- 노랑색은 염증을 나타낸다.

What Changes Did The Client Report After Her Bars Session?
엑세스바즈 테라피를 받고 어떤 변화가 일어났는가?

- 불안감과 통증이 감소되었다.

- 바즈 테라피 후, 불안감이 8/10에서 1/10 으로 감소되었다.

- 통증이 9/10에서, 0/10 으로 감소되었다.

- 정신이 또렷해지고, 몸이 이완되었다.

- 명료함이 2/10에서 9/10 으로 증가했다.

- 신체 이완이 0/10에서 9/10 으로 증가했다.

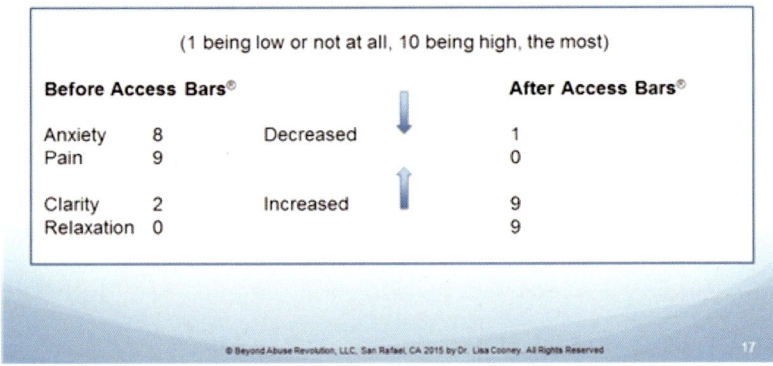

Physical Changes After The Bars
바즈 테라피 후 신체적인 변화

- 왼쪽 가슴의 에너지 정체가 해소되었다.

- 림프선, 폐, 흉선의 에너지 정체가 해소되었다.

- 몇몇 부분의 활성화된 독성과 지연된 흐름이 완전히 해소되었다.

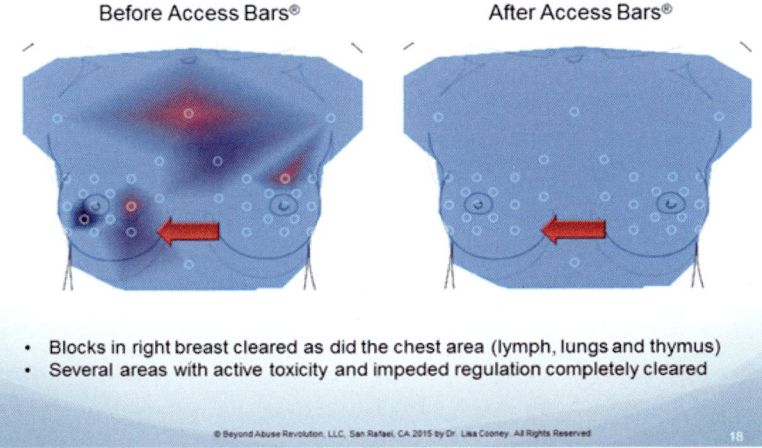

아래 이미지는 이 여성의 치아에 나타난 변화를 보여준다. 바즈 테라피를 받기 전과 후의 치아의 위쪽 부분을 유의해 볼 수 있다. 위쪽 부분은 부비동의 상태를 반영한다. 아래쪽 부분은 면역 체계를 반영한다.

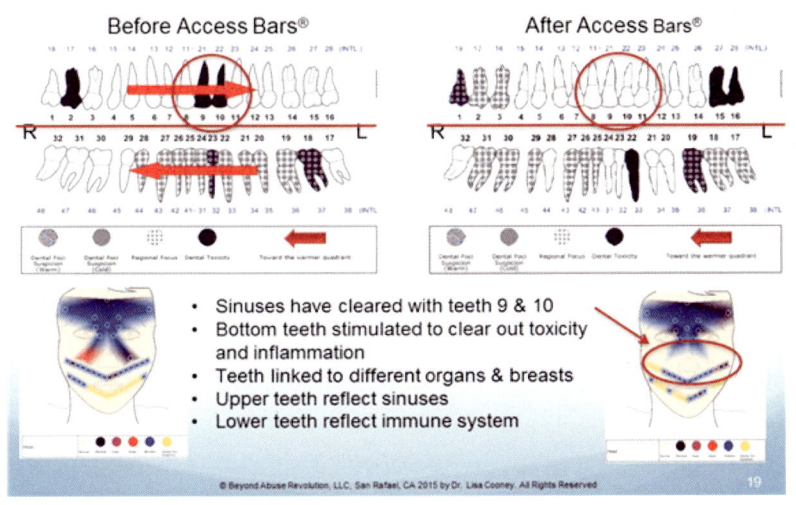

생각 정화 테라피 - 엑세스바즈 Access Bars

- 부비동의 상태와 치아의 상태가 호전되었다(9&10)

- 아랫니 부위에서 독성과 염증이 사라지기 시작했다.

- 치아는 각각의 다른 장기와 연관된다.

- 윗니는 부비동의 상태를 반영한다.

- 아랫니는 면역체계의 상태를 반영한다.

이 이미지를 통해 바즈 테라피 후, 면역체계와 몸 전체가 변화하고 있는 것을 볼 수 있다.

온도측정학 & 엑세스바즈 연구:
케이스 연구 #2

두 번째 클라이언트 또한 60대의 여성이었다.

엑세스바즈 테라피를 받기 전 이슈

- 어깨 노화로 인한 통증

- 불안, 화, 짜증

- 5년전 폐경

- 12세 때 친부에 의한 성추행

- 자기비판적인 습관

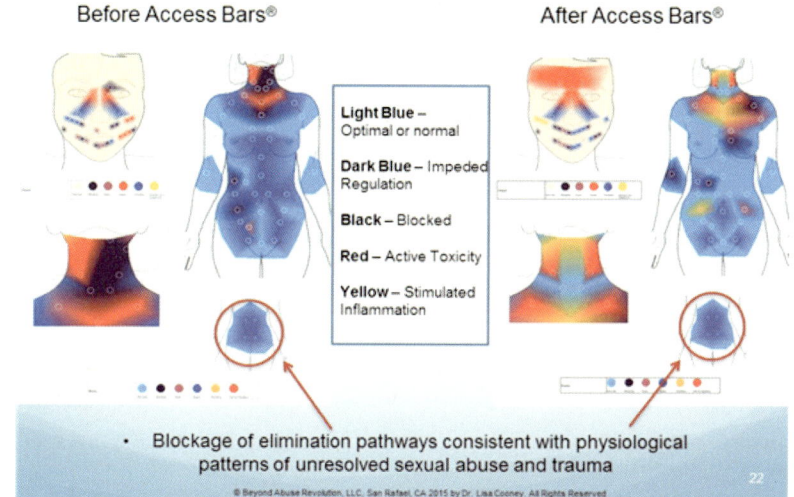

위의 이미지는 성적인 학대와 트라우마를 겪은 사람들에게서 흔히 나타나는 증상이라고 쿠니 박사는 말한다.

- 방해받고 차단된 에너지의 흐름이 좀 더 많다.
- 목 부분에 더 많은 에너지의 차단이 발견된다.

75분 간의 엑세스바즈 테라피 세션 후 달라진 점

- 신체의 림프계를 자극시켜 독성을 방출시키는 과정이 활성화되었다.
- 해결되지 않은 트라우마가 드러나기 시작했다.
- 불안감과 통증이 감소했다.
- 불안감이 8/10에서 2/10으로 감소했다.
- 통증이 5/10에서 0/10으로 감소했다.
- 정신이 또렷해지고, 신체가 이완되었다.

- 명료함이 3/10에서 8/10으로 증가하였다.

- 신체 이완 정도가 2/10에서 9/10으로 증가하였다.

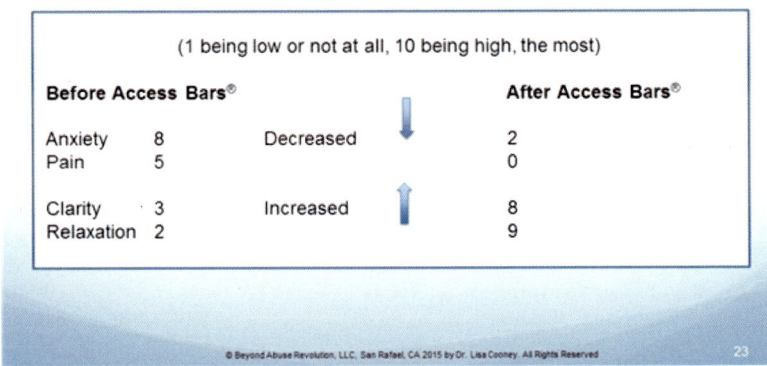

아래는 케이스 연구 #1에서 보여지지 않은 이 테스트의 다른 부분이다. 바즈 테라피 전에는 극심한 면역 스트레스가 발견되고, 바즈 테라피 후에는 그 모든 것들이 진정된 것을 볼 수 있다.

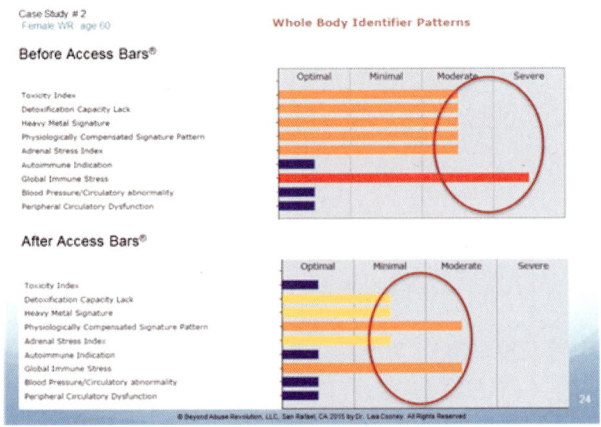

엑세스바즈 테라피를 받기 전에, 전반적으로 5가지의 지수가 있다:

- 독성

- 중금속

- 디톡스 역량의 부족 신호

- 신장adrenal 의 스트레스

- 생리학적 문제

쿠니 박사는, 성적으로 학대받은 내담자들이 그들의 몸에 해소되지 않은 트라우마가 남아있는 패턴을 자주 발견했다.

엑세스바즈 테라피를 받은 후 신체적인 변화

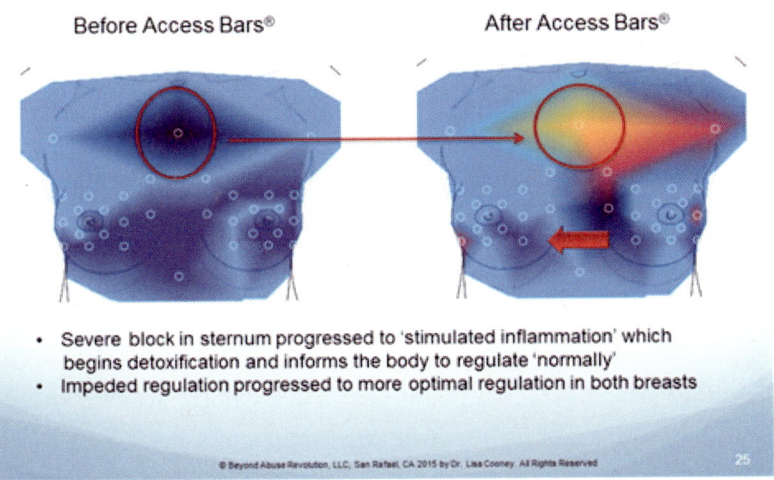

림프계에 염증이 활성화된 것을 볼 수 있다. 림프는 면역 시스템으로 독성 등을 당신 몸 밖으로 이동시켜 배출하는 역할을 한다.

치아의 변화

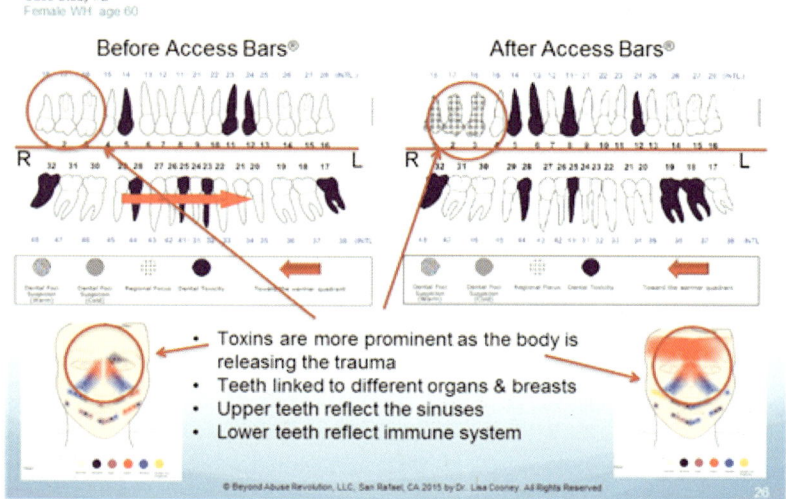

몸이 트라우마를 풀어주기 시작하면서, 독성이 부비동과 두뇌에서 더욱 두드러진다. 면역체계를 반영하는 아랫니 부분에서도 변화가 일어난 것을 볼 수 있다.

이 외에도 이 책에서 언급되지 않는 수많은 사례들이 존재한다.

바즈는 무엇이 다른가?

약물치료

정신과 약물 치료의 경우, 흔히 다양한 부작용을 동반한다. 사실, 나의 어머니와 큰 삼촌은 정신과 의사인데, 두분은 가족에게는 절대로 약물을 권유하지 않으신다. 현직 의사들이 자신의 가족에게 약물을 권하지 않는 이유는 무엇일까?

명상, 수행

명상은 자세가 어려울 수도 있고, 멈추지 않는 잡생각을 통제하는 것에 어려움을 느낄 수도 있다. 지켜야만 하는 규칙이나 형식이 강조될 경우 사람들은 이 점을 무겁게 느끼기도 하고, 오랜 시간 동안 가만히 앉아 있는 것을 어렵게 느끼기도 한다.

바즈는 다르다

엑세스바즈는 꼭 눈을 감아야 한다거나 움직이지 않고 조용해야 한다거나 하는 형식이 필요치 않다. 대화를 나누거나 영화를 보면서 세션을 받더라도 효과를 발휘한다. 일주일에 40~50분씩 세션을 받기만 해도 일상 생활의 스트레스가 거의 다 사라진다. 엑세스바즈는 그런 어떤 심리 트레이닝보다도 삶에 더 큰 영향을 준다. 물론 개인차는 있겠지만, 단 몇 번의 세션만으로도 부정적인 생각과 감정의 패턴이 사라질 수 있다.

실제로 인천에 유명한 정신병원에 다니면서 약물치료를 오래 받았던 20대 청년(환청, 불면, 자살충동 등)이 엑세스바즈 세션을 20회 가량 받으면서 약물도 끊고 수면 패턴도 좋아져 건강하게 잘 살고 있는 사례가 있다.

일반적으로, 엑세스바즈의 초기 단계에서 뇌파는 알파파에 머무른다. 편안하게 이완되어 있지만, 의식은 살아있다. 그리고 세션이 더 진행되면 뇌파는 잠들기 직전의 잠이 든 것도 아니고 깨어 있는 것도 아닌 그 상태가 되기도 한다.

뇌파와 바즈

뇌는 전기화학적 기관이다. 뇌의 전류적 파동을 뇌파라고 한다. 뇌파에는 네 가지 종류가 있는데, 가장 빠른 뇌파는 낮은 주파수의 의식과 대응하고 느린 뇌파는 높은 주파수의 확장된 의식과 대응한다.

빠른 베타파는 일상의 얕은 의식과 분주하고 직선적인 마음에 대응한다. 마음이 흥분되고 수축될수록 의식이 미치는 범위는 더욱 좁아진다. 좁은 의식 수준의 작용을 우리는 에고 ego라 부르기도 한다. 엑세스바즈 테라피를 받고 뇌파가 안정될수록 걱정은 줄어들고 마음이 열린다.

뇌파가 안정되면 우리는 미묘한 정보들을 알아차리게 된다. 더 깊은 기억과 상징 통찰의 영역으로 접근할 수 있다. 두려움에서 벗어나 잠재의식 속에 축적된 것들을 자각할 수 있게 된다. 엑세스바즈로 인해 고양된 의식의 변화는 지금껏 '나'라고 여기던 작은 굴레를 넘어, 진정 당신이 바라는 삶을 창조할 수 있는 가능성을 열어줄 것이다.

바즈 수업을 받고서 (후기)

　많은 치유가 일어나고 있었음을 눈으로도 볼 수 있었고 느낄 수 있었던 시간이었습니다. 말로 어떻게 표현해야 할지 모르겠지만, 수업 중간중간에 어떤 이슈가 떠오르면 이야기를 했고 내가 그렇게 하겠다고 하면, 에너지가 파도처럼 빠르게 쏟아져 나가는게 신기했습니다.

　특정 포인트를 터치하고 내 몸을 통해 에너지가 흐르는 것을 그냥 허용하기만 하면 된다는 것도 신기했습니다. 저는 최근에 나의 자아 중 하나가 죽었다고 느낄 만한 일이 있었는데, 오늘 수업 받는 동안에는 가슴에서 느껴졌던 빈자리가 잘 느껴지지 않았습니다. 비어있다고 느끼고 있던 그 자리가 채워진 느낌이었습니다.

　너무 감사합니다! 바즈로 이런 일까지 가능하다는게 놀라웠고, 너무 좋았고, 감동스러웠습니다! 같이 수업에 참가해 주신 분께 감사하다고 전하고 싶고, 힐러님께도 감사하다고 전하고 싶습니다. 엑세스 바즈로 나의 삶은 물론이고 주변인들도 풍요로워졌으면 하는 소망이 생겼습니다. 감사합니다!!

- 표혜미, 35세 -

두뇌 클리어링 기법, 엑세스바즈(Access Bars)를 통해 변화될 수 있는 것

1. 우울감, 불안함을 제거한다.

2. 스트레스를 제거한다.

3. 활력을 넘치게 하고, 깊은 수면을 취할 수 있게 한다.

4. 마음 속에 수많은 재잘거림이 줄어듭니다.

5. 창의성, 창조성의 봉인을 해제한다.

6. 의식이 명료해지고, 고요해진다.

7. 육체의 통증을 경감시킨다.

8. 인간관계의 갈등을 감소시킨다.

9. 현금 흐름 또한 변화될 수 있다.

10. 시험, 고시 등을 치르고 준비하는데 더욱 편안해진다.

아직 엑세스바즈를 받아보지 않으셨나요?

인생의 의미와 엑세스바즈

모든 것은 바라보는 관점에 따라 다른 현실이 된다. 모든 것을 그저 흥미로운 관점으로 바라볼 수 있다면, 선택의 폭이 아주 많이 넓어진다. 자기 의식과 몸에 새겨진 프로그램을 자각하고 바라보기 시작하면, 다른 가능성들이 하나둘씩 나타난다. 엑세스바즈는 이 모든 과정을 어렵지 않게 만들어준다.

우리는 지금껏 자각이 아닌, 스스로에 대한 심판과 정죄를 선택해왔다. 스스로를 심판하고 남들의 심판을 무서워하며 자신을 수축시키는 선택 너머에 다른 어떤 선택을 할 수 있을까? 자신의 의식에 새겨진 정보를 알아차리고 정화하면, 그에 따라 펼쳐지는 인생의 시나리오도 변화된다. 지금, 이 사회의 매트릭스와 남들로부터 부과받은 모든 무거운 정보들을 '바즈'를 통해 모두 삭제하는 선택을 하는 것은 어떠한가?

모든 것은 마음에서 시작된다.

엑세스바즈는 진정한 자신을 회복하고 마음의 주인이 되는 길이다. 당신은 마음의 주인으로 살아가고 있는가? 스스로를 무겁게 만들고, 두렵게 하고, 자신 없게 만들면서 스스로를 끌어내리는 마음의 속삭임을 허용하고 있지는 않은가? 당신은 진실로 자유롭다고 할 수 있는가?

당신은 아마도 마음의 속삭임에서 벗어나고 싶을 것이다. 엑세스바즈를 생활화하면, 세상에서 주입받은 편협한 생각의 굴레를 빠져나와서 모든 것을 흥미로운 관점으로 바라보는 것이 가능해진다. 원치 않는 생각은 흘려보낼 수 있게 되고, 꽉 조여 있던 긴장감 또한 이완이 되면서 굉장히 가볍고 편안해진다. 엑세스바즈를 하는 시간뿐만 아니라, 일상에서도 원치 않는 생각을 흘려보내는 것이 자연스러워지고, 우리는 점점 마음의 주인이 되어간다.

엑세스바즈는 에너지를 역동적으로 변화시킴으로 육체의 수많은 긴장, 저항, 불편함들을 제거한다. 많은 사람들이 몸의 다양한 것들을 변화시키고, 통증을 제거했으며, 돈과의 관계 또한 더 편안해졌다. 몸에 맞서 싸우는 대신, 몸과 교감하며 대화할 수 있다면 어떨까? 당신이 당신의 육체와 관계 맺는 방식을 변화시키기 시작하면, 당신 삶 속에 모든 것들과 관계 맺는 방식이 변화하게 된다.

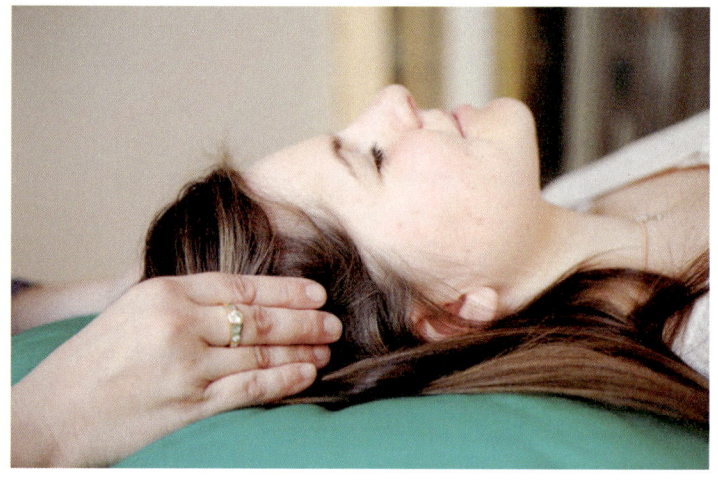

돈 money 통제 control 창조성 creativity 와 관련한
관념과 감정들을 정화하는 포인트

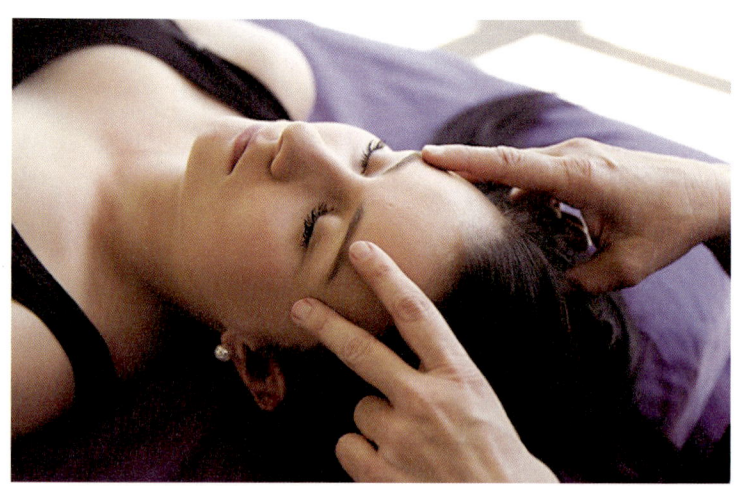

슬픔 등의 감정체, 육체와 성에 관한 관념을 정화하는 포인트

[바즈세션 경험 후기]

지난주 엑세스바즈 세션을 처음 받았다. 일상에 고요와 즉각적인 현실의 반응들을 경험하고, 나는 바로 다음 세션을 예약했다. 딱 일주일 뒤 받는 세션 이번 세션은 어떨까 기대감을 안고 초민감자 브레인 힐링센터로 향했다. 두 번째라 그런지 긴장감없이 편안히 들어설 수 있었다.

세션 시작 처음보다 몸의 진동이 더 잘 느껴졌다 어린 시절 겪었던 폭력적인 상황과 느낌이 생생히 남아 있다고 말씀드렸고, 몸 전체에 바람이 부는 시원한 느낌이 들면서, 그 기억이 사라지는 듯 몽롱한 기분이 들었다.

아주 강렬하게 무언가가 빠져나가는 느낌이 들었고, 슬픈 마음이 들면서 눈물이 흘렀다. 왜 그랬을까? 나를 이용하는 사람들에게조차 'No'라고 하지 못하는 내 자신이 답답하고 원망스러웠다. 그런데, 그것들은 나의 선택이었던 것이다. 김권하 힐러님은 수많은 세션 경험들로 정확히 그것을 찾아내 주셨다. 우리에게 주어진 삶이 경험이라면 명확하게 제한된 선택들을 확인하고 되돌릴 것들은 되돌리고 다양한 경험을 하는 것이 좋지 않을까 하는 생각이 들었다.

엑세스바즈 세션 중 대화에서 나를 제한하는 선택들을 확인했다.

세션을 마치고 가벼운 몸과 마음으로 센터를 나섰다. 나는 좀 더 자유로워졌다. 그동안 나를 제한했던 선택을 확인하고 이제 다른 선택을 할 예정이다

- 김유경, 43세 -

정기적인 엑세스바즈를 세션을 통해 조금씩 나 자신을 바꾸어 간다는 느낌이 든다. 운동을 처음 시작했을 때는 변화가 쉽게 보이지 않는 것처럼 처음 엑세스바즈를 받았을 때는 특별한 변화가 보이지 않았다. 처음에는 시간 낭비, 돈낭비는 아닐까 의구심을 갖기도 했다. 그냥 누군가 '좋다' 해서 따라간 것이 내 모습이었다.

하지만, 변화되는 내 모습을 관찰 할 수 있었고 엑세스바즈가 어떻게 시작되었는지 전 세계적으로 왜 '엑세스바즈'가 각광을 받는지를 검토하게 되면서 나의 시각은 급속도로 달라지기 시작했다. 바즈에 대해 확신이 들었다. 내가 왜 이것을 해야 하는지 분명한 이유를 갖는 것은 분명 자신에게 크게 변화할 기회를 만들어 주는 것 같다. 지금 나는 삶에 활력이 생기고 체력이 좋아졌다. 취미 등 다양한 활동에도 더 왕성하게 참여하고 있다. 나의 인생은 더 풍부한 것이 되었다.

- J, 서울 -

여러 해 달리기를 하며 나름 스스로를 잘 관리해 나가고 있다고 생각했다. 하지만 그것은 큰 오산이었다. 갑자기 나빠진 건강과 불안감이 나를 힘들게 했다. 저녁시간 눈을 감자마자 생기는 잡생각들이 나를 혼란스럽게 했고 삶은 매우 힘들어졌다.

하지만 엑세스바즈는 그런 불필요한 생각들이 사라지게 해 주었다. 엑세스바즈로 내 삶은 한결 쉬워졌다. 무의식적으로 떠오르는 감정들이 정돈되었다는 것은 나에게 큰 성과였다. 이제는 다시 하루 시작을 조깅으로 열고 있다. 시끄럽고 화나는 감정들은 이제 한줄기 바람처럼 가벼운 것이 되었다.

- L, 수원 -

어렸을 때부터 나는 아무 연유도 모른 채 짜증을 내곤 했다. 그것은 말다툼으로 이어지곤 했다. 식구들에게 분풀이를 하기도 했다. 바즈 세션을 받고 나는 달라졌다. 짜증과 올라오는 화가 엄청나게 줄어든 것이다.

집중력도 훨씬 높아졌고, 걱정과 불안한 마음이 줄어들었다. 이 모든 것이 서너 번의 엑세스바즈 테라피를 통해 일어난 변화이다.

- H, 서울 -

엑세스바즈는 나에게 심리적 안정을 주었고 정신적으로 건강을 되찾게 했다. 사실, 경제적 상황 때문에 많은 어려움이 있었고, 그로 인해 나의 정신은 피폐해졌다. 외적인 요인에서 벗어나 스스로 자신을 돌아보고 통제력을 찾는 유용한 방법이 나에게는 절실했다. 바즈는 불균형의 상태에서 밸런스를 다시 회복시켜 주었다. 또한, 다른 이들과의 조화와 더불어 느끼는 삶을 가능하게 해 주었다. 주위 분들은 내가 더 친절해지고 밝아졌다고 말씀들을 하신다.

수면의 질도 높아졌고, 몸도 많이 가뿐해진 것이 느껴진다. 엑세스바즈를 정기적으로 받으면서 삶의 질이 달라지는 모습을 관찰 할 수 있었다. 삶의 충만감은 계속해서 높아지고 있다. 엑세스바즈는 현실을 힘겹게 버티던 나의 운명을 바꾸어 주었다. 진정한 나를 볼 줄 아는 여유도 주었다. 바즈를 통해 나는 안정을 찾았다.

- K, 부산 -

"엑세스바즈 테라피를 몇 번 받고 나니, 언제 힘들었는지 기억이 나지 않을 정도로 기분이 좋아졌고 너무도 무거웠던 삶의 무게가 깃털처럼 가벼워진 듯 했다."

어떤 효과가 있는가?

삶의 목표와 사람에 대한 애정을 갖게 되다. (자살방지)

　우리는 살아가면서 여러 가지 장애와 스트레스를 겪게 된다. 그런 과정에서 삶의 목표를 잃어버리기도 하고, 다른 사람을 미워하게 되기도 한다. 우리가 매일 접하는 많은 괴로운 상황들은 우리 스스로를 단순화하기 더 어렵게 만든다. 하지만 엑세스바즈를 통해서 우리 정신과 마음이 리셋 되고 나면, 우리의 삶은 훨씬 더 가볍고 명료한 것이 된다. 그러면서, 삶의 목표와 사람에 대한 애정이 드러나게 된다. 이러한 과정은 사람에 대한 '공감'으로 이어진다.

공감이란 무엇일까?

공감은 다른 사람의 마음을 느끼는 것이다. '내가 저 상황이 되면 어떤 마음일까'를 생각하는 것이다. 바즈를 통해 리셋된 마음은 공감 기능에도 영향을 미친다. 우리는 우리가 살고 있는 이 시대를 '공감의 시대'라고 한다. 공감은 대인관계에 매우 중요한 부분이다. 바즈를 통해 다른 사람을 더 많이, 그리고 더 적절히 이해할 수 있게 되는 것은 우리의 마음이 리셋되면서 여유 공간이 생기기 때문이다.

모든 것을 포함하고 있는 이 공간에서 우리는 편안함과 안도감을 가지게되고, 삶은 기쁨으로 다가오게 된다. 이런 사람은 절대로 자살하지 않는다.

때때로 우린 소외감을 느낀다.

때로 우리는 소외감을 느끼기도 한다. 현실은 잘 바뀌지 않고 하루하루는 정말 전쟁터 같다. 우리는 어떻게 하면 이 지긋한 패턴에서 벗어날 수 있을까를 생각한다. 인정받고 사랑받고 싶은데 아무리 애써 노력해도 인정받지 못하고 집단 내에서 소외감을 느끼는 패턴이 반복되기도 한다.

감정적 결핍이 건드려지고 욕구가 좌절되면 정말 많이 힘들다. 너무 힘들 때는 혼자 울기도 하고 뭔가를 막 먹기도 한다. 주말에 친구들 만나고 나면 조금 나아지는 것 같기도 하지만, 그때뿐이다.

근본적으로 완전히 해소는 안 되는 것이다. 인정받기 위해 애쓰고 또 사랑받으려고 노력해도 마음이 결핍으로 채워져 있으면 악순환이 반복될 뿐이다. 이런 경우에도 엑세스바즈 테라피를 통해서 마음의 공간을 확보하게 되면, 훨씬 더 편안한 사람이 될 수 있다. 그리고 타인의 관점에 영향받지 않으며, 스스로에게 진실한 것을 선택하면서 자신의 삶을 영위할 수 있게 된다.

많은 사람들이 내면을 들여다보지 못하고 거울에 비치는 외부의 현실만 바라보고 표면적으로만 애쓰다 보니 계속 삶에서 같은 패턴을 반복하게 된다. 적지 않은 사람들이 늘 마음에 인정받고 싶은 결핍감을 가지고 있다.

이 결핍이 해소되지 않고는 평생 휘둘릴 수밖에 없다. 엑세스바즈를 통해 부정적인 패턴을 삭제하고 '공간'을 경험하고 나면, 인정받으려고 애쓰고 통제하려는 마음의 결핍없이 편안하게 존재하는 것이 어렵지 않게 된다.

- 바즈로 인한 자살 충동 극복 사례 -

요즘은 정말 사는게 쉽지 않은 힘든 시기다. 나는 요즘 시대야말로 엑세스바즈가 많은 사람들에게 필요한 때 라고 생각한다. 나는 한때 나의 우울함을 극복하기 위해 출가를 생각하기도 했고, 여러번 자살 시도를 하기도 했다.

그러던 중 지인의 소개로 초민감자브레인힐링센터와 엑세스바즈를 알게되었다. 일주일에 한번씩 세션을 받기 시작했는데, 내 마음속 재잘거림, 갈등, 번민들이 바즈를 진행하면서 눈 녹듯 사라지는 것이었다.

나는 전처럼 스스로를 학대하거나 죽어야겠다는 생각을 하지 않는다. 바즈를 받으며 사실 나는 죽고 싶었던 게 아니라, 행복하게 살고 싶은 사람이라는 것을 알게 되었다. 나를 괴롭게하던 분노, 좌절감, 모욕, 모멸감 등은 이제 옛일이 되었다. 요즘은 걱정이 없고 마음의 평안이 항상 유지된다. 정말 죽고싶다고 생각했을 때 만나게 된 힐링센터와 엑세스바즈가 내 삶을 이렇게 바꿔놓을줄은 몰랐다. 다시 한번 감사의 마음을 전한다. 이 글을 읽는 여러분도 혼자 힘들어하지 말고 힐링센터의 문을 두드려보기를 바란다.

- S, 서울

일상의 두려움에서 해방되다

　　액세스바즈는 세상에 존재하는 다른 모든 것들과의 일체성을 느낄 수 있게 하고, 삶에 대한 다른 시각을 우리에게 선사한다. 엑세스바즈를 통해서 느끼게 된 세상과의 일체성은 삶에 대한 초연한 태도를 가지게 한다. 삶은 모든 존재가 거쳐 가는 하나의 과정이며, 순환의 고리이다. 바즈를 통해 우리의 감정과 생각은 리셋되고, 우리는 일상에서 불필요한 두려움을 갖지 않게 된다.

바즈와 감정 치유

　　바즈를 받으면, 수많은 스트레스와 걱정 고민 불안함 등이 씻은 듯이 사라진다. 맑고 투명한 의식을 회복하게 된다. 삶을 통해 흘러가는 것을 막고 있던 생각과 감정들을 사라지게 한다면, 얼마나 숨통이 트이게 될까? 당신은 이제 해방되어야 한다.

"엑세스바즈를 통해 우리는 생각의 전원을 끌 수 있다. 생각을 덜 할 수 있으면 자신의 세계에만 갇혀 있는 것을 벗어나, 주위를 둘러보고 느낄 수 있게 된다. 그리고 애씀없이 변화와 성장이 일어날 것이다. 우리 모두는 생각을 내려놓고 실제 세상과 접할 수 있어야 한다."

긴장감, 불안감에서 벗어나다

엑세스바즈는 스트레스로 막혀있던 두뇌의 능력을 회복시켜 준다. 항상 끊임없는 생각과 스트레스로 시달리는 우리의 두뇌는 진정한 '쉼'의 과정이 절실하게 필요하다.

쉼이 필요하다.

두뇌가 쉰다는 건 무엇일까? 생각과 감정, 관념들이 놓아지게 하는 것이다. 엑세스바즈를 진행하면 잡념이 자연스럽게 감소된다. 엑세스바즈 테라피는 잡생각을 감소시켜 두뇌의 활동이 쉬어지게 하여 스트레스를 낮추는데 탁월한 효과가 있다.

스트레스 줄이기

　모든 병의 95퍼센트는 스트레스에서 기인하거나 혹은 스트레스로 인해서 더 악화된다고 한다. 이 말은 스트레스만 해소되어도 우리 질병의 95퍼센트는 개선될 여지가 있다는 것이다. 엑세스바즈를 통해서 뇌파가 알파파, 세타파로 내려가게 되면 몸은 이완이 되고, 부교감 신경이 활성화돼서 자율신경계가 균형을 찾고, 우리 몸에 자연 치유력도 활성화되어 몸이 회복된다. 자연스럽게 최적의 균형과 건강한 리듬을 가지게 되는 것이다.

　엑세스바즈는 불안장애나 공황장애의 치유에도 굉장한 효과를 낼 수 있다. 실제로 공황장애와 굉장히 심한 우울증을 현대 의학의 도움 없이 스스로 극복한 사례도 있다. 엑세스바즈를 통해서 신경 안정제를 끊기도 한다. 아마도 바즈가 복내층 시상하액 전전두엽 피질을 활성화시키는 것으로 보인다. 이 부분은 우리가 하는 수많은 걱정에 직접적인 책임이 있는 기관이다. 전두피질은 생각과 감정을 다스리는 부분이며 우리의 불안함을 컨트롤하는 데 굉장히 큰 역할을 한다.

건강에 도움이 되는 건 덤!

　엑세스바즈를 받고 난 후, 사람들이 자주 경험하는 것 가운데는 아래와 같은 것들이 있다.

- 정신적으로 더 명료해지며, 동기 및 문제 해결 능력이 개선됨.
- 기쁨과 행복감이 유의미하게 증진됨.
- 우울 및 불안 경향성의 관리 능력 향상
- 대인관계 및 심리적 갈등의 감소
- 깊은 이완과 숙면

이런 결과는 단순한 느낌과 착각에 의한 것일까? 사람들은 이것이 과학적으로 증명 될 수 있는것인지에 대해 의문을 가졌다. 여기에 바즈 세션을 받을 때 몸에서 어떤 일어나는지에 대한 연구가 있다. 엑세스컨셔스니스의 공인된 촉진자 CF이면서 공인된 치료사LMFT인 리사 쿠니 박사 Dr. Lisa Cooney 와 린다 아다모우스키Linda Adamowski는 자신들이 가지게 된 의문을 증명해 보기로 했다.

그들은 엑세스 바즈 세션을 받은 후 몸에서 일어나는 변화의 증거로 온도 측정 테스트를 실시했다. 그들이 발견한 결과는 놀라웠다. 바즈를 받기 전과 후에 사람들의 체온의 변화를 측정 했는데, 받은 후에 체온이 상대적으로 상승한 뚜렷한 데이터를 얻을 수 있었다.

알파 온도측정진단Alfa Thermodiagnostics의 창시자이자 의료원장인 베일린Beilin 박사는 "당신이 무엇을 하든간 하여간 뭔가 대단한 걸 이뤄내고 있군요. 저는 제 환자를 이것(엑세스 바즈)을 하는 사람에게 보내겠습니다."라고 말했다.

    치유와 몸을 변화시키는데 있어서 바즈의 가능성은 무궁무진하다. 단순히 불안감을 감소시킬 뿐 아니라, 연구 결과에 따르면 면역 기능도 강화가 되는 것으로 알려져 있다. 불안감과 긴장감의 완화는 노화 방지에 도움이 된다. 실제 꾸준히 엑세스바즈를 하시는 분들을 보면 원래 나이보다 최소 몇 살은 어려 보이는 경우가 굉장히 많다. 엑세스바즈를 했을 때 건강에 이로운 점들은 셀 수 없을 정도이다.

    통증 감소, 혈압 개선 등의 효과를 경험하는 분들도 있다. 이런 효과는 엑세스바즈를 꾸준히 진행함으로 경험하게 되는 효과 중에 하나이다. 오늘 당장 엑세스바즈를 시작해 보는 건 어떨까? 바즈는 당신의 삶을 좀 더 행복하고 건강하고 성공적인 것으로 변화시켜줄 것이다.

"저는 제 환자들에게
엑세스 컨셔스니스 수업과 세션을 추천하고 싶습니다."
- 베일린 박사 Dr. Beiliin, 알파 열역학 창립자 & CMO -

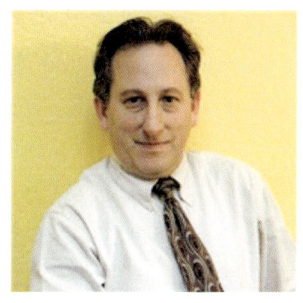

[브레인 포그를 개선시키는 엑세스바즈]

머리에 안개가 낀 것처럼 멍한 느낌이 지속돼 생각과 표현을 분명하게 하지 못하는 상태를 '브레인 포그'라고 한다. 브레인 포그는 정신적으로 흐릿하거나 집중이 안 되는 느낌을 나타내는 일반적인 용어이다. 그것은 스트레스, 수면 부족, 약물 치료, 그리고 건강 상태와 같은 많은 다른 것들에 의해 야기될 수 있다. 집중력 감소, 기억력 저하, 피로감, 우울 등의 증상을 동반하며 방치할 경우 치매 발병 위험이 높아진다.

브레인포그 Brain Fog란, 안개가 낀 것처럼 멍한 느낌이 지속되고 생각과 표현을 분명하게 하지 못하는 상태인데, 스트레스와 수면의 질 저하, 음식 알레르기, 소장 내 세균 과잉 증식 SIBO, 호르몬 변화 등에 의한 뇌신경의 미세한 염증으로 인해 발생하는 것으로 알려져 있다. 흔히 집중력 감소와 기억력 저하, 피로감, 우울, 식욕 저하 등의 증상을 동반한다.

브레인 포그를 방치할 경우 치매 발병 위험이 높아지고, 삶의 질이 현저하게 떨어질 수 있다. 엑세스바즈 브레인 힐링테라피를 받으면 브레인포그 증상이 물에 씻은 듯 사라진다.

[수험생 브레인포그 개선 사례]

안녕하세요. 초민감자 브레인 힐링센터에서 엑세스바즈 힐링을 받고있는 김재훈입니다. 총 4회의 치료를 1주 간격으로 받았는데, 수험생으로써 여러 가지 이득을 본 것 같습니다. 바즈 세션을 받고나면 기분이 좋아지고, 머리가 상쾌해진 느낌이 드는데, 세션 회차가 거듭될수록 지속적으로 스트레스가 줄어들어 삶의 질이 높아지는 것 같습니다.

이는 수험생한테 직간접적으로 많은 도움이 된다고 봅니다. 원래 브레인포그가 심했는데, 치료 이후 브레인포그 증상이 완화되어 집중력도 같이 월등히 증가한 느낌입니다. 실제 모의고사 성적이 눈에 띄게 오르고 있는 것이 이를 증명하기도 합니다. 또 평소 강박증으로 치료를 받고 있던 사람의 입장에서 잡생각이 많이 없어졌습니다. 잡생각이라 하면 걱정/불안에 관련된 막연한 느낌인데, 스트레스가 줄면서 자연스럽게 걱정과 불안의 정도도 낮아졌고, 평온한 마음으로 공부에 집중할 수 있게되어서 너무 좋습니다. 감사합니다!

- 김재훈(가명) -

[불면증 완치 사례]

저는 엑세스바즈를 받기 시작한지 3년반 정도 되었습니다. 저는 정말 심한 불면증 환자였는데, 이제는 잠자는데 아무런 문제가 없습니다.

엑세스바즈를 만나기 전까지 저는 한번도 쉽게 잠든 적이 없었습니다. 주위 사람들은, 그냥 가서 잠을 자면 된다고 했지만 그건 그 사람들한테나 쉬운거였죠. 저는 잠들기 위해 침대에 누워서, 서너시간 동안 꼬리를 무는 생각에 잠을 이루지 못하고는 했죠.

그랬던 제가 이제 잠을 자는데 아무런 문제가 없다니, 정말 감사한 일입니다.!

- Conor Hill. Colorado, USA -
코너 힐, 미국 콜로라도 거주

우울증과 중독 증세를 제거하다.

엑세스바즈를 통해서 마음을 재정비하고 스스로의 생각을 바라볼 수 있게 되면, 자신을 괴롭게 하는 생각의 더 깊은 뿌리까지도 통찰할 수 있게 된다. 그렇게 더 깊은 무의식을 변화시킬 수 있게 되며, 삶은 변화하기 시작한다. 당신이 진실로 변화를 선택한다면, 우울증은 옛일이 될 것이다.

엑세스바즈를 하면 마음이 편안해질 뿐만 아니라, 직관이 발달하게 되어 삶의 중요한 선택의 순간에 좀 더 이로운 방향으로 선택을 할 수 있게 된다. 때문에, 중독이나 나쁜 습관을 변화시키는 것 또한 훨씬 더 수월해진다.

중독이란 무엇인가?

사실 중독이나 해로운 습관에 빠지는 것은 내 마음의 구멍을 외부에 다른 무언가로 채우기 위해서 빠져드는 것들이다. 마음의 구멍을 형성하고 있던 과거의 트라우마나 부정적인 감정들이 옅어지고 사라지면, 이런 습관들을 벗어나는 것이 좀 더 수월해진다. 엑세스바즈는 해로운 습관의 패턴을 변화시키고, 새로운 선택을 하는데 큰 도움을 준다.

[약물 중독으로 인한 정신적 어려움을 극복한 사례]

저는 해외 유학 시절 접하게 된 여러 가지 마약으로 인해 환청과 우울, 불안, 불면, 자살 충동 등으로 고통을 겪고 있었습니다. 귀국 후에도 정신과 치료를 받으며, 정신과 약물을 통해 증상을 억누르고 있었습니다. 그러던 중 어머니의 인터넷 검색을 통해 엑세스바즈를 알게 되었습니다.

엑세스바즈를 처음 받고 일어난 느낌은 1년을 푹 자고 일어난 듯 너무나 편안했으며, 너무나 상쾌하고 가벼웠습니다. 몇 년만에 느껴보는 평화로운 느낌인지, 변화와 치유에 대한 확신이 생긴 저는 계속해서 엑세스바즈 세션을 받아보기로 했습니다. 그동안 여러 약물 부작용이 저에게 있었기 때문에 저는 어떻게든 약을 끊고 싶었습니다.

저는 5개월에 걸쳐 엑세스바즈 세션을 총 20회 받았습니다. 세션을 받기 전까지는 상대방의 눈도 똑바로 쳐다보지 못할 정도로 불안정했었지만, 회차를 거듭하며 편안한 마음으로 사물과 사람을 바라볼 수 있게 되었으며, 일상은 빠르게 균형을 회복해갔습니다.

이제 저는 약물중독과 환청, 불면 등의 증상에서 완전히 벗어난 상태입니다. 좌절되었던 제 자신의 꿈을 적극적으로 다시 시작하고 있습니다. 저는 다시 미소와 여유를 되찾았습니다. 자살 충동도 더는 존재하지 않습니다. 새로운 삶으로 다시 태어난 것 같습니다. 세션 20회가 진행되는 동안 저를 도와주신 힐러님께 감사드립니다.

- 김윤호 (가명) -

"컴퓨터 하드 드라이브에 파일을 삭제하지 않고 계속 저장만 하다보면 여유 공간이 없어지고 포화 상태가 된다. 사람도 생각, 느낌, 감정들의 파일들을 삭제하지 않고 저장만 하다 보면 포화 상태가 되는데, 컴퓨터 하드 드라이브에서 파일을 삭제하듯이 두뇌의 포화 상태를 해소해주는 것이 바로 엑세스바즈 테라피인 것이다."

부정적 패턴, PTSD가 옛일이 되다.

바즈는 부정적인 감정이 약화되도록 한다. 이 효과는 특히 온전함, 사랑, 기쁨, 축복, 감사와 같은 고양된 감정을 느낄 때 더 극대화된다. 실제로 바즈 세션을 진행하는 동안, 즐거운 느낌이 들면서 자꾸만 웃음이 난다는 분들도 있다.

집중된 엑세스바즈를 경험하고 나면 굉장한 감사함과 기쁨을 느낄 수 있다. 이런 고양된 감정은 우리의 뇌하수체의 옥시토신이라는 호르몬과 관련이 깊다. 옥시토신 호르몬이 분비되면 두려움, 슬픔, 우울, 고통, 불안과 같은 감정을 담당하는 뇌의 편도체 부위가 비활성화된다. 다시 말해, 우리가 부정적인 감정이라고 불리는 감정에 신경 회로가 둔화되는 것이다.

극복하기 힘든 PTSD

PTSD는 외상 후 스트레스 장애를 말한다. 외상 사건에 노출된 후 발생할 수 있는 정신 건강 질환이다. 증상에는 플래시백, 악몽, 주제넘은 생각, 사건 알림 회피 등이 포함될 수 있다. PTSD는 일상의 생활에 지장을 주고 상당한 고통을 줄 수 있다. 하지만, 엑세스바즈를 적극적으로 활용한다면, 점진적인 치유가 충분히 가능하다.

고통스런 삶의 패턴이 생기는 이유

사람이 고통스러운 삶의 패턴을 경험하는 데는 여러 가지 이유가 있을 수 있다. 가장 흔한 이유로는, 해결되지 않은 감정적인 문제, 더 이상 효과가 없는 대처 방법, 그리고 자기 기만적인 행동 등이 있다. 만약 당신이 고통스러운 삶의 패턴을 경험하고 있다면, 고통의 근본 원인을 이해하고 해결할 수 있도록 하는 것이 필요하다.

고통스런 삶의 패턴을 끊어내자.

우리의 좌뇌가 활동하면 행복과 활력이 증가하고 우뇌의 전전두엽이 활동하면 불안하거나 우울해진다. 꾸준히 엑세스바즈를 경험하는 사람들의 뇌 활동은 좌뇌의 전전두엽이 활동이 우세하거나 실제 크기가 커졌다는 연구 결과가 있다. 여기에 더해, 행복 호르몬인 세로토닌의 분비까지 촉진된다고 한다. 불안은 줄어들고 행복감은 증가하게 되는 시스템인 것이다.

엑세스바즈를 꾸준히 경험하면, 감정적으로 반응하는 일이 훨씬 줄어들어 모든 일에 유연하고 태연한 자세로 임하게 된다. 스트레스가 줄어들면 매일의 일상이 좀 더 즐거워질 뿐만 아니라, 삶의 질이 완전히 바뀔 수 있다.

우리는 감정들에서 자유로워질 수 있다. 우리는 더 깊은 내면과 연결될 수 있다. 과거의 경험들로 인한 상처는 우리의 인생에 큰 영향을 미치기도 하는데, 이 악순환의 고리 또한 끊어낼 수 있다. 늘 경쟁 속에서 안전함을 느끼지 못하는 우리는 편안함을 삶으로 가져와야 한다. 엑세스바즈 힐링을 통해 몸과 마음이 안정화되는 메커니즘을 온전히 활용해 보자.

폭력 성향이 완화되다

사람은 감정적으로 힘들어지면 그 어떤 것도 하고 싶지 않아진다. 감정이 요동치게 되면, 그 이후에 계획된 일이나 업무에도 집중하기가 어렵다. 이전 사건을 계속 떠올리면서 감정적으로 점점 더 몰입하려는 성향은 스스로를 계속해서 힘들게 한다.

감정을 컨트롤하지 못하면 우리가 계획했거나 목표한 것을 이루는 것은 불가능하다. 그럼 우린 대체 어떻게 해야 이 감정들을 다룰 수 있을까? 이제 감정을 다루는 뇌 영역 안으로 들어가 보자.

감정 조절의 영역, 편도체

감정을 조절한다는 것은 정말 가능한 것일까? 감정의 뇌는 뇌 부위 중에서도 편도체와 관련이 있다. 편도체는 변형계라는 깊숙한 곳에 위치해 있다. 편도체 앞쪽으로는 행동과 생각을 집행하는 전두엽이 위치해 있고, 또 그 옆으로는 기억의 중추인 해마가 가깝게 위치해 있다. 또한, 편도체는 호르몬 분비와 자율 신경을 조절하는 영역들과도 이어져 있다.

편도체는 뇌의 영역들 중 가장 빠르게 반응하는 영역 중 하나이다. 이렇게 강력하고 충동적인 감정을 우린 지금까지 어떻게 조절할 수 있었던 것일까? 그것은 바로 전두 피질의 능력 때문이다. 전두 피질은 변형계와 연결이 되어 있으며 감정의 중추 편도체에게도 영향을 준다. 전두피질이 아직 미성숙한 청소년들이 더 충동적인 행동을 하는 이유는 바로 여기에 있다.

엑세스바즈 힐링의 임상 효과

2015년에 60여명의 참여자들을 상대로 한 뇌신경과학자인 제프리 페닌 박사Dr. Jeffrey Fennin의 실험이 있었다. 바즈 세션 전후에 나타나는 사람들의 뇌파를 측정하자 두뇌의 일관성에 비슷한 영향력이 나타났다고 한다.

우선 85%의 참여자들의 외부적 일관성이 증가했다. 엑세스바즈를 받은 사람들의 뇌파는 상위 명상가들에게서 관찰되는 평화로운 뇌파로 바뀌어 있었다. 엑세스바즈는 그러한 결과들을 즉시 만들어 내곤 했다. 테리 호프 박사는 바즈와 불안, 우울증의 관계에 대해 알기를 원했다. 과학적인 실험을 진행했고 2017년 '에너지심리학저널 Journal of Energy Psychology'에 전문이 기사로 게재되었다.

이 연구 조사로 나타난 결과는 다음과 같다:

- 평균적으로 불안 증후군의 심각함 정도가 84.7% 줄어들었다.
- 평균적으로 우울증 증세의 심각함이 82.7% 줄어들었다.
- 모든 참여자는 두뇌의 일관성을 보여주었다.

세션 이전에는 과거의 실패, 자기 비판, 즐거움의 상실, 짜증, 우울에 대한 감각을 보고했던 모든 참여자들이 90분의 세션 이후에 이런 증상들이 해체되어 사라졌다고 보고했다.

감정 조절과 통제력

엑세스바즈를 생활화하면 짜증, 화 등의 감정적인 반응들이 눈에 띄게 줄어드는 것을 경험할 수 있다. 감정에 에너지를 낭비하지 않고, 즐겁게 사는 것이 가능해지는 것이다.

엑세스바즈는 부정적인 생각과 감정을 이루고 있던 전자기 성분의 방전을 일으킴으로써 경직되어있던 신체의 바이오리듬을 깨어나게 한다. 정체된 생각과 감정 에너지의 충전을 방전시켜 사라지게 하면, 그에 소모되던 에너지를 회복하게 되어 자연스럽게 삶의 활기가 차오르는 것이다.

엑세스바즈를 통해 스스로의 감정을 정화하면서 지금까지와는 다른 존재의 방식을 선택해보자. 지금껏 가능하다는 것을 알지 못했던 새로운 가능성이 하나둘씩 열려갈 것이다.

컨디션의 회복, 편안한 수면이 가능해지다

수면과 엑세스바즈

수면에는 두 가지 단계가 있다. 빠르게 눈을 움직이는 렘수면과 그렇지 않은 비렘수면이다. 보통, 렘수면과 비렘수면의 사이클은 하룻밤 중 4회에서 6회 정도 반복된다. 잠을 잘 자는 사람과 불면증 환자는 이 렘수면과 비렘수면의 사이클이 다르다. 두뇌의 32포인트를 주축으로 진행되는 엑세스바즈를 경험해 본 사람들은 대부분 불면증이 없어졌다고 하거나 이전에는 경험해 본 적이 없을 정도로 너무나 편하게 잠을 잤다고 말한다. 수면 장애는 우리 몸에 어떤 영향을 주는 것일까?

수면장애 현상

수면장애가 지속되게 되면 우리 몸에서는 염증을 촉진시키는 사이토카인이 많이 분비된다. 이것이 장기간 길어지게 되면 우리 몸에는 심혈관계 질환의 위험성이 높아진다. 또한, 암의 위험도 증가하고 뇌에도 영향을 미쳐서 치매 위험이 증가하게 된다.

숙면을 잘 취하는 건강한 뇌는 주의력이 왕성하고 작업기억 수행력이 뛰어나다. 하지만 수면이 부족하게 되면 우리 뇌는 집중할 때와 쉴 때를 잘 구분하지 못하게 된다. 결과적으로, 주의력의 일관성이 없어지고 수행력이 제대로 이루어지지 않는다. 수면 장애는 이뿐만 아니라, 뇌가 정서를 처리하는 반응을 변화시킨다. 수면 부족이 지속되게 되면 편도체가 과도하게 활성화되는데, 내측 전전두엽으로부터 편도체에 대한 통제력이 줄어들면서 편도체가 과활성화되는 현상이 일어난다. 감정 컨트롤이 제대로 되지 않는 것이다.

바즈의 역할

엑세스바즈는 두뇌가 최적의 균형을 회복할 수 있게 해준다. 최근, 엑세스바즈 힐링이 심신 건강에 미치는 긍정적인 영향에 대한 과학적 결과가 점차 축적되면서 엑세스바즈가 수면 개선을 위한 도구로서 활용되어지는 사례가 증가하고 있다. 엑세스바즈는 정서나 신경계 면역계 등의 인체의 다양한 시스템을 변화시키기 때문에 수면의 질을 개선시키는데 상당한 효과가 있다.

엑세스바즈를 꾸준히 진행한 그룹은 타 그룹에 비해 입면 시간, 잠들 때까지 걸리는 시간과 그리고 낮 시간의 기능 장애가 통계적으로 의미 있게 긍정적으로 개선되는 결과를 보여주고 있다. 엑세스바즈에 의한 정서 안정과 면역력 향상의 효과는 계속해서 보고 되고 있다.

"엑세스바즈를 받으면, 수많은 스트레스와 걱정 고민 불안함 등이 씻은 듯 사라진다."

[액세스바즈를 체험한 현직 의사들의 견해]

안녕하세요. 저는 의사이고, 개인적으로 명상과 힐링에 관심이 많습니다. 그래서 그동안 다양한 명상법 및 치유법들을 접해왔습니다. 그런데 제가 경험한 다양한 치유 중에서도 액세스 바즈는 정말 훌륭했습니다.

제가 얼마 전 김권하 대표님을 뵙고 액세스바즈 세션을 받을 때는, 개인적으로 굉장히 힘든 일들이 겹쳐 있을 때였습니다. 가슴이 답답하고 뭔가가 꽉 뭉쳐있으며, 머릿속에는 연기가 낀 것 같았습니다. 정신적으로 노이즈가 많은 상태였다고 할까요? 액세스 바즈 세션을 시작하면서, 머릿속으로 여러 가지 감정, 기억, 생각들이 스쳐지나가면서 '펑'하고 사라지더군요. NLP의 영화관기법을 수십 배속으로 체험하는 느낌이었달까요? 뇌에 저장된 불량섹터를 지운다는 표현이 정말 적절하다는 생각이 들었습니다.

그와 동시에 몸에서 에너지가 흐르는 느낌이 들었습니다. 에너지가 흐르면서 팔, 다리가 약간씩 움직이기도 하고, 막힌 곳이 풀리는 듯한 느낌이 들기도 했습니다. 외부에서 에너지가 유입되는 것보다는 나의 안에 잠재된 무언가가 순환되는 그런 느낌이었습니다.

세션을 받고 나서는 굉장히 시원하고, 홀가분하고, 편안해졌습니다. 바즈 세션을 받고 며칠이 지난 지금도 힘든 일들은 계속 상존합니다. 하지만, 그 힘든 일들에서 느끼는 감정, 상황을 받아들이는 자세가 달라졌습니다. 그러다 보니, 힘든 일들이 하나둘씩 풀려가고 있습니다. 특별한 인연에 감사드립니다.

- K, B클리닉 원장 -

어제 지인과 함께 김권하 선생님이 주관하는 액세스 바즈 워크샵에 처음으로 참여했다. 나는 원래 각종 대체의학과 힐링 기법에 관심이 많았다. 김권하 선생님과는 리커넥션과 리커넥티브 힐링을 받게 되면서 인연을 가지게 되었다. 액세스 바즈 워크샵이 처음 열리던 때부터 알고는 있었지만, 다른 때와는 다르게 왠지 마음이 동하지 않아 미루고 있었다. 이번엔 왠지 모를 이끌림이 있어 참가하게 되었다.

워크샵에는 많은 분들이 참여하셨다. 다들 실습에 적극적으로 참여하면서 진지한 분위기에서 세션은 진행되었다. 액세스 바즈 소개글처럼, 뇌를 세탁기에 넣고 한번 빨은것 같았다. 온갖 상념들이 씻겨 나간 듯 머리가 가벼워지고 상쾌해졌다. 한번 배워서 완벽하게 적용하긴 힘들겠지만, 반복된 실습과 앞으로 있게 될 액세스 바즈 교환 모임에 나가 잘못된 부분을 고쳐 나가려고 한다.

수고 하신 김권하 선생님, 장소를 제공해주시고 마지막에 참여해주신 천시아님, 또 어제 같이 수업들었던 모든 분들께 감사드린다.

- 김범진, 더나은마취통증의학과 원장

"엑세스바즈를 통해 우리의 감정과 생각은 리셋되고, 우리는 일상에서 불필요한 두려움을 갖지 않게 된다."

성공적이고 긍정적인 삶

이미 언급했듯이, 엑세스바즈는 긍정적인 생각과 집중력 공감 능력을 늘려주며, 근심, 걱정, 스트레스, 우울증 등을 줄여주는 효과가 있다.

우리는 어떻게 성공을 만들어내는가?

컴퓨터 하드 드라이브에 파일을 삭제하지 않고 계속 저장만 하다보면 여유 공간이 없어지고 포화 상태가 된다. 사람도 생각, 느낌, 감정들의 파일들을 삭제하지 않고 저장만 하다 보면 포화 상태가 되는데, 컴퓨터 하드 드라이브에서 파일을 삭제하듯이 두뇌의 포화 상태를 해소해주는 것이 바로 엑세스바즈 테라피인 것이다.

우리를 무겁게 하는 생각, 느낌, 감정, 관념, 신념들을 엑세스바즈를 통해 삭제하다보면, 생각이 많아 행동하지 못했던 사람도 용기있게 행동을 할 수 있게 된다. 나 또한 여러 생각과 두려움으로 행동하지 못하던 시기가 있었는데, 바즈를 통해 가벼워진 마음으로 바라는 삶을 선택해나갈 수 있었다.

생각과 엑세스바즈

너무 많은 생각은 건강에 해롭다. 엑세스바즈는 짧은 시간 안에 아무 생각 없는 상태를 보다 수월하게 만들어 준다. 생각이 줄어들면 감정을 케어하고 조절하는 것이 수월해진다.

성공적인 삶에 도움이 될 수밖에 없는 이유

바즈가 성공에 도움이 될 수밖에 없는 이유가 있다. 언급했듯이, 꾸준히 엑세스바즈를 하면 뇌의 혈관과 혈류를 증가시켜서 대뇌피질을 두껍게 만들 수 있다. 이 대뇌피질이 관장하는 것이 기억력 학습력 집중력 자제력이다. 이 능력들이 향상되고, 창의성이 발휘되면 성공은 가까이 올 수 있다.

엑세스바즈를 통해서 뇌파가 안정되고 생각이 고요해지면, 깊은 곳에서 남들과 차별화된 아이디어나 영감이 떠오르게 될 것이다. 바즈는 성공에 중요한 감성 지능 개발에도 도움이 된다. 엑세스바즈를 하면, 오랜 명상과 수행으로 얻을 수 있는 마음의 안정, 창의력, 집중력 향상 등의 결과를 더 쉽고 빠르게 얻을 수 있다.

다시 만나는 삶

바즈를 통해 우리는 생각의 전원을 끌 수 있다. 생각을 덜 할 수 있으면 자신의 세계에만 갇혀 있는 것을 벗어나, 주위를 둘러보고 느낄 수 있게 된다. 예전에는 보이지 않았던 나무, 새 소리, 꽃 향기 등이 새롭게 다가올 것이다. 그리고 애씀없이 변화와 성장이 일어날 것이다. 우리 모두는 생각을 내려놓고 실제 세상과 접할 수 있어야 한다.

"그렇게 스트레스와 걱정 근심이 차올라, 힘들어 죽겠다 하는 시점마다 엑세스바즈를 받으면, 놀라운 속도로 '뭐 때문에 힘들었더라...' 하며 인생이 다시 순조로운 흐름을 타게 된다."

무엇이 다른가?

생명 메커니즘에 대한 새로운 이해

생명력을 지탱하고 유지시켜 주는 메커니즘에는 여러 가지 요소들이 관련된다. 자신의 활력을 관리하기 위해서 운동 등의 활동도 필요하지만, 두뇌를 어떻게 잘 관리하느냐가 생명 매커니즘에서 매우 중요하다.

리셋, 0점 만들기

엑세스바즈는 이러한 생명 메커니즘의 핵심이라고 할 수 있는 뇌의 활성화, 그리고 뇌의 '리셋'을 만들어 준다. 새롭게 깨어난 뇌는 삶을 더욱 풍요롭게 하고 윤택한 것이 되게 하며, 기쁨과 생동감을 느낄 수 있게 한다. 엑세스바즈는 내면의 평화를 회복하도록 해주는 그런 영혼의 기술이라고 말할 수 있다. 리셋을 통해 0점을 잡아줌으로써 내면의 평화를 회복하고 생리적으로는 교감신경과 부교감신경의 조화와 균형을 가져다 준다.

바즈의 임상적 증거

스트레스를 받으면 이를 측정하는 방법으로 보통 스트레스 호르몬과 스트레스 지수를 통해 확인할 수 있다. 스트레스를 받으면 코티졸을 비롯한 스트레스 호르몬이 나오는데, 엑세스바즈를 진행하면 코티졸이 절반 이하로 줄어드는 것을 볼 수 있다.

호르몬 수치를 측정할 것도 없이 우리는 임상적 증거를 확인 할 수 있다. 심장이 얼마나 규칙적으로 뛰는지로 스트레스의 정도를 알 수 있는 것이다. 부정적인 감정이 있을 때는 심장이 불규칙적으로 뛰고 긍정적인 감정이 있을 때는 심장이 규칙적으로 뛴다. 누구나 가지고 있는 스마트폰의 어플로 우린 그걸 손쉽게 확인할 수 있다. 엑세스바즈 세션을 단 1회 하는 것만으로도 심장박동의 규칙성을 느낄 수 있으며, 스트레스가 줄어드는 것을 확인할 수 있다.

엑세스바즈는 우리의 뇌의 특성을 변하게 한다. 뇌파가 달라진다는 얘기다. 뇌의 목소리라고도 하는 뇌파는 현재 나의 상태를 대변한다. 엑세스바즈 세션을 받고나서 뇌파를 측정해보면 안정과 통찰을 나타내는 알파파와 세타파가 많아지는 것을 확인할 수 있다. 엑세스바즈를 진행하면 긍정적인 감정을 담당하는 왼쪽 전전두 피질의 혈류량이 많아진다. 앞서 언급했던 대로, 엑세스바즈를 꾸준히 한 사람들은 공감과 행복을 담당하는 뇌의 부분인 전측 대상 피질이 더 두꺼워지게 된다. 결과적으로, 바즈가 뇌의 구조까지 바꾼 것이다!

생명 프로세스에 작용하는 바즈

바즈는 신체의 메커니즘에 작용하는 증거가 워낙 뚜렷하기 때문에, 노화 방지에도 효과가 있다고 할 수 있다. 보통, 세포가 더 이상 재생하지 못하는 것을 노화라고 한다. 엑세스바즈는 노화를 지연시키고, 세포의 재생 능력을 증가시킨다.

우리 몸의 세포가 생각과 감정의 영향을 받을 때 원래 동그랗던 세포의 모양이 일그러져 타원형으로 변한다는 것을 과학자들이 밝혀냈습니다 – 이것은 질병이 시작되는 첫 단계입니다. 엑세스바즈를 받으면 부정적인 생각과 감정의 영향으로 뒤틀린 세포가 다시 원래의 동그란 모양으로 돌아옵니다. 그 결과 몸과 마음이 아주 편안해지게 되는 것이죠."
- 게리 더글라스 Gary Douglas, 엑세스 창립자

엑세스바즈는 몸과 마음을 연결하는 '길'로서의 역할을 하기도 한다. 기존 치료 방식의 보조적 요법으로 같이 사용된다면 치료에 있어 최상의 효과를 기대할 수 있다. 현재 진행 중인 치료 기법에 엑세스바즈를

추가로 함께 적용해 보면 환자분들은 치료의 속도가 급격히 올라갔다고 피드백을 하고는 한다. 앞서 언급 했던 미국의 리사쿠니 박사Dr. Lisa Cooney가 진행했던 연구는 바로 이 점을 잘 드러내는 임상적 증거라고 할 수 있다.

"엑세스바즈를 생활화하면, 세상에서 주입받은 편협한 생각의 굴레를 빠져나와서 모든 것을 흥미로운 관점으로 바라보는 것이 가능해진다."

바즈와 리커넥티브힐링 후기

엑세스 바즈와 내가 다루는 또 다른 에너지힐링의 일종인 '리커넥티브힐링' 후기를 하나 소개해 보겠다.

엑세스 바즈와 리커넥티브 힐링을 받고 왔다. 9월 4일 케이님과 김권하님의 에너지 힐링이란 영상을 보고 '아! 이거다. 이건 꼭 해야겠다'는 확신이 들었다. 영상을 4번을 돌려 보면서 얼마나 흥분을 했는지 모른다. 친언니에게 연락을 해서 받기로 결정을 했다. 김권하님과 연락을 하고, 예약을 하고, 진행 또한 막힘없이 흘러갔다.

8일을 시작으로 3일간 엑세스 바즈와 리커넥티브 힐링을 받았다. 첫날 언니가 엑세스바즈를 받는 동안 나는 옆에 앉아 있었는데, 엄청난 에너지와 열감이 나에게 전달되었다. 온몸에 뜨겁고 찌릿찌릿한 전율이 전달 되었다. 무척 놀라기도 하고 신기하기도 했다. 역시 대단하단 느낌에 감사했다.

엑세스 바즈를 받게 된 나의 언니는 평소에 잡념과 불쾌한 감정들로, 생각이 꼬리에꼬리를 물어 평온하지 못해 몸까지 많이 약해진 생태였다. 늘 걱정이던 나의 눈에 신비롭게도 자료 영상이 눈에 들어왔고, 바로 체험할 수 있는 경험까지 얻게 되었다. 얼마나 감사한지 모른다.

언니는 잡념이 많이 줄고 무언가 부정적인 감정이 올라와도 힘없이 쑥 하고 꺼지는 느낌이 든다 했다. 언니의 표정 역시 굉장히 밝아졌다. 마음이 평온해진 것 같아 나 또한 행복하다. 언니는 늘 밥도 못먹고 죽에 가까운 찹쌀밥으로 연명을 하고 있었는데, 한국에 있는 동안 식사도 너무나 잘하는 모습에 마음이 너무나 기뻤다! 걸음걸이도 예전보다 한결 힘차고 씩씩해져서 감동이었다.

나 또한 리커넥티브 힐링을 받았는데, 온몸의 전율이 엄청났다. 무언가가 몸을 톡톡하고 치는 느낌이 들었고, 번개 같은 번쩍임도 보았다. 사람마다 느낌이 다르다고는 하던데, 나의 경우엔 기분 좋고 온몸이 아주 개운했다. 집으로 돌아오는 동안에도 미세한 전기가 흐르는 듯한 느낌과 미간 사이의 압력을 느꼈다. 엑세스바즈를 여러번 오래 하진 않았지만 기존 명상 중에 느끼는 신체적인 느낌과는 레벨과 강도가 다른 것 같았다. 삼 일 동안 세 식구를 번갈아 세션해 주시느라 많이 힘드셨을 김권하 대표님께 진심으로 감사드린다. 새로운 기운과 생명력을 얻어 더욱 열심히 살아 보려고 한다."

"우리는 지금껏 자각이 아닌, 스스로에 대한 심판과 정죄를 선택해왔다. 스스로를 심판하고 남들의 심판을 무서워하며 자신을 수축시키는 선택 너머에 다른 어떤 선택을 할 수 있을까? 자신의 의식에 새겨진 정보를 알아차리고 정화하면, 그에 따라 펼쳐지는 인생의 시나리오도 변화된다. 지금, 이 사회의 매트릭스와 남들로부터 부과받은 모든 무거운 정보들은 '엑세스바즈'를 통해 모두 삭제하는 선택을 하는 것은 어떠한가?"

모두에게 모두가 힐러가 될 수 있다

　　엑세스바즈의 대표적 특징은 바로 우리 몸과 마음의 균형이 회복된다는 것이다. 엑세스바즈 세션을 계속해서 진행하다 보면, 생각과 마음이 굉장히 잠잠해지고 고요하게 깨어 있는 상태가 된다. 처음에는 이런 상태가 아주 짧게만 지속되지만, 계속해서 진행할수록 고요의 시간이 점점 길어지게 된다.

　　놀랍게도 이렇게나 훌륭한 엑세스바즈는 아주 어려운 교육 과정을 거쳐야 배울 수 있는 게 아니다. 원데이 수업을 통해 하루 7~8시간 정도면 바즈의 모든 손가락 포지션을 다 익힐 수 있다. 물론, 숙련도는 반복되는 연습을 통해서 향상시키는 것이 필요하지만, 테크니컬한 부분은 하루

만에 모두 소화가 가능하다.

모두가 참여하고 배울 수 있는 엑세스바즈 수업은 '모두에게 모두가 힐러가 되는' 매우 유익한 힐링 기법이다. 당신에게도 적극 이 수업을 권하고 싶다.

존재의 경이로움을 이해하게 되다

엑세스바즈를 시작으로 엑세스컨셔스니스의 다양한 의식 프로그램을 경험하고나면, 우리 모두가 존재로서 하나로 연결되어 있다는 대(大)전제를 이해하게 된다. '바로 지금 여기'에 깨어있는 의식으로 삶을 대할 수 있게 된다. 바즈를 통해 의식의 자유자재함을 회복할 때, 우리는 더 이상 혼자서 외롭게 사투하는 존재가 아니다. 서로 연결되어 있는 하나의 세계를 경험한다.

우리에게 바즈가 필요한 이유

우리 모두는 의식하지 못하는 사이, 많은 짐을 지고 있다. 기억하지 못하는 일로부터 발생한 상처까지 모두 무의식에 저장한 채 살아간다.

스스로가 눈치채지 못하는 사이에 몸 전체가 조금씩 망가지고 있다. 바즈는 우리 몸과 마음의 발현 방식을 바꿔서 새로운 인생을 창조할 수 있게 해준다.

우리는 무의식에 저장된 고정관념과 상처의 충전 등을 정화해 마음의 부정적인 작용을 멈출 필요가 있다. 그래야 우리는 바라는 삶을 창조해나갈 수 있다.

홀로 침묵의 세계 안에 빠질 필요가 없다

　　적지 않은 사람들이 '엑세스바즈'와 명상이 어떻게 다른지 궁금해 한다. 사실, 효과에 있어 '엑세스바즈'는 명상과 비슷하다고 하지만, 근본적으로 바즈가 매우 특별한 차이가 있다는 것을, 세션에 참여한 사람이라면 누구나 알 수 있다.

누군가에게는 어려운 명상

　　내가 개인적으로 아는 A씨는 처음에 명상이 힘들고 어려웠다고 한다. 오랜 시간 자세를 유지하는 것도 힘들었고, 엄숙한 분위기에 익숙해지는 것도 쉽지 않았다는 것이다. 실제로 명상을 할 때 끊임없이 떠오르는 잡념, 이리저리 날뛰는 생각, 그리고 처음하는 사람에게는 어려울 수 있는 자세 등은 명상에 입문하는 것을 어렵게 한다.

하지만 '엑세스바즈'는 대화를 하면서도 세션을 받을 수 있고, 일상과 같은 편안한 분위기 안에서 세션 진행이 가능하다. 기존의 인식 세계 안에서 바즈 세션을 진행하면서, '마음의 리셋'을 만들어낼 수 있다. 이것은 엑세스바즈와 명상의 차이 중 하나이다.

자세나 호흡 등 초보자에게는 쉽지 않은 것이 바로 명상이다. 엑세스바즈는 '누워서 명상을 받는 것' 이라고도 표현할 수 있다. 편안하게 누워서 1시간 가량 바즈를 받고나면, 당신의 뇌파는 고급 명상가가 명상 후에 도달하는 안정된 상태가 된다.

바즈는 모든 것과 '함께'가 가능하다

지금까지 당신이 시도했던 다른 방법들을 그만두거나 내다버릴 필요가 전혀 없다. 당신의 삶에 엑세스바즈를 추가해보라. 어떤 부분이든 더 편안해지고, 수월해지고, 윤택해지는 것을 발견하게 될 것이다.

기존에 명상을 하고 있다면 그 명상이 더욱 깊어질 것이고, 부부관계와 인간관계에 바즈를 적용하면 여러 가지 불필요한 갈등이 사라질 것이다. 기존에 사용하던 힐링 방법에 바즈를 더한다면 그것 또한 더욱 풍성해질 것이다.

바즈는 삶의 모든 영역에 편안함을 더해준다. 나는 삶의 어떤 부분에서든지 흐름이 막히고 순조롭지 않음을 느낄 때, 엑세스바즈를 받는다. 그러고 나면, 감정적인 반응없이 상황을 잘 대처할 수 있게 되고, 새로운 아이디어가 떠오르거나 상황을 변화시킬 지혜가 생겨나기도 한다.

지금껏 존재했던 많은 힐링 프로그램 가운데, 엑세스바즈처럼 유연하고 통합적이며, 눈으로 그 효과를 직접 확인할 수 있고, 쉬우며, 절대 모호하지 않은 시스템적 요소를 가지고 있는 이러한 기법은 없었다. 모두가 이런 바즈의 유익을 경험할 수 있었으면 한다.

엑세스바즈 맛보기

32개의 포인트

누군가는 명상을 100번하는 것보다 엑세스바즈를 한번 받는 것으로 의식이 훨씬 더 밝아졌다고 말하기도 했다. 맑은 정신과 깨끗한 마음을 파괴하는 머리 속의 생각 먹구름을 싹 분해시키기 원하는가? 당신은 바즈가 가지고 있는 놀라운 효과를 원하는 만큼 가져갈 수 있다.

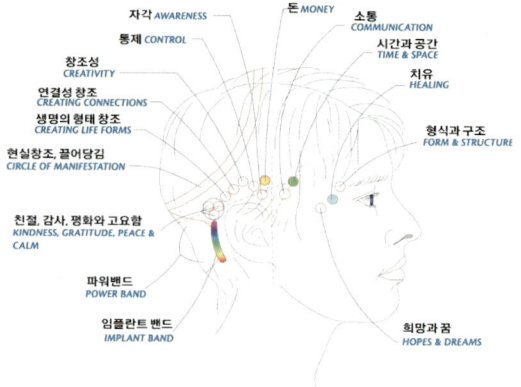

이미 언급했던대로, 엑세스바즈는 머리 위의 32포인트를 가볍게 터치해서, 에너지를 흐르게 함으로 수많은 관념과 생각, 감정체들이 해체되고 스트레스와 잡생각이 제거될 수 있는 마음의 리셋 기법이다. 인생의 수많은 것들을 변화시킬 수 있는 기법이라 할 수 있다.

카카오톡 채널 추가하는 방법

카카오톡 실행하기 → 검색창에 채널명 입력하기 → 채널 추가하기

Ch 초민감자브레인힐링센터 ＋

엑세스바즈 교육은 교본을 통해 직접 시연하는 식으로 진행을 하기 때문에, 본 저서에 이것을 전부 담아내기에는 무리가 있다. 옆 페이지의 몇몇 바즈 포인트들을 참고하기 바란다. 더 많은 안내가 필요하다면 언제라도 초민감자empath 브레인 힐링센터를 통해 문의할 수 있다.

모두에게 열려있는 엑세스바즈 교실

선정릉역에서 2번출구로 나와 삼릉 초등학교 근처로 5분 정도 조금 걷다 보면, [초민감자브레인힐링센터]가 위치해 있는 아담한 건물이 보인다. 엑세스바즈 세션과 다른 힐링 프로그램 진행을 위해 내가 운영하고 있는 센터이다. 멀지 않은 근처에 강남구청이 있고, 서울시 교육청 강남도서관이 위치해 있기도 하다.

나는 지난 십 수년간 수많은 힐링 기법들을 탐구해왔다. 엑세스바즈는 내가 연구하고 실험했던 여러 힐링 기법 중에서도 가장 빠르고 강력한 효과를 이끌어낼 수 있는 방법이다.

왜 하필 초민감자?

엠패스 Empath - 공감 능력 때문에 인생이 피곤한 사람들이 있다. 그들은 공감 능력이 높은 사람이기도 하지만, 타인의 감정을 자신의 감정처럼 느끼는 사람들이기도 하다. 사람의 감정뿐만 아니라, 장소나 동물, 어떤 물건에서 에너지적인 정보를 감지하기도 한다.

예전에는 이런 능력을 가진 사람을 '초능력자'라고 생각하기도 했다. 하지만 지금은 인류 전체의 의식이 상승해 있기 때문에, 매우 흔하게 엠패스를 만날 수 있다. 이들 중에는 상담이나 정신의학 쪽 관련된 일을 하는 사람들이 많이 있고, 의사나 치료사들 중에도 많이 있는 편이다.

이들의 재능은 굉장히 어릴 때부터 있기 때문에 스스로를 약간 이상한 사람이라고 생각하는 경우가 많다. 처음 가보는 장소에서 눈물을 쏟기도 하고, 알지 못하는 사람과 우연히 접해도 그 사람의 마음의 짐이 자신의 것처럼 여겨지기도 한다.

자신이 속해 있는 엠패스에 대해 지식이 없는 사람은 다른 사람의 고통을 흡수하고 '나는 힘들게 살아야 되는구나' 라며 저주 받았다는 기분으로 사는 경우도 있다. 다른 사람의 고통을 자신의 것처럼 느끼기 때문이다.

엠패스들은 스스로를 잘 관리하는 방법을 알고 있어야 한다. 다른 사람들의 에너지를 자신의 것처럼 느낄 수 있는 능력을 잘 사용하지 않으면, 오히려 그 능력으로 인해 고통스러운 삶이 될 수도 있기 때문이다. 그래서 이들은 늘 자신이 어떤 존재인지를 자각하고, 스스로의 민감성을 잘 사용하는 법을 배워야만 한다.

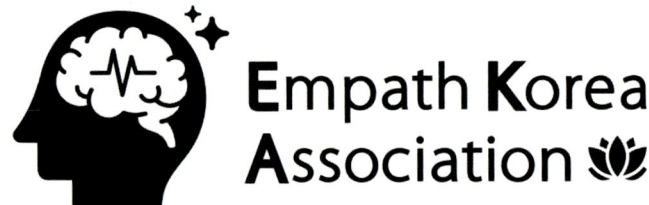

이곳은 언제나 열려 있다.

[초민감자브레인힐링센터]는 언제나 열려 있다. 이곳에서는 1:1 힐링 세션도 진행하고, 정기적으로 엑세스바즈 단체 수업도 열고 있다. 한 번 수업을 받고 나면 평생 이 기법을 사용할 수 있다. 하루의 수업으로 부족함을 느끼는 분들은 몇 번 복습을 하기도 한다. (엑세스바즈 수업의 복습 비용은 기존 수업료의 절반이다)

엑세스바즈 힐링 세션은 두뇌의 전자기적 충전을 힐러의 손을 통해서 순환시켜주고, 수많은 생각과 감정들로 막혀있던 에너지를 되찾아주어 두뇌를 최적의 상태로 만들어 주는 과정이다. 사람에 따라 차이는 있지만, 보통 70~90분간 세션이 진행된다.

어떤 분들은 처음에 별다른 변화를 느끼지 못하기도 하지만, 점점 몸이 나른해지면서 생각들이 사라지게 된다. 물론, 과거의 '기억'이 사라지는 것은 아니다. 과거의 기억에 충전되어있던 괴로운 감정과 생각들의 전자기적 성분이 분해되는 것이다. 엑세스바즈를 받는 도중에 사람들은 잠이 들기도 한다. 세션이 끝나고 나면 참여자는 한결같이 머리가 엄청 맑고 개운한 기분이 든다고 한다.

센터에는 신체의 생체적 파장을 색상으로 측정하는 기계가 있다. 손을 올려서 테라피 이전의 상태를 체크하고, 이후 한번 더 측정해서 전후비교를 할 수 있도록 한다. 실질적으로 임상적인 증거들을 직접 확인할 수 있도록 하는 것이다. 처음에는 색이 고르지 못하고 과부하가 걸린 상태로 안정도가 매우 떨어지는 모습이지만, 바즈 진행 이후 안정도가 매우 높은 상태로 전환된다.

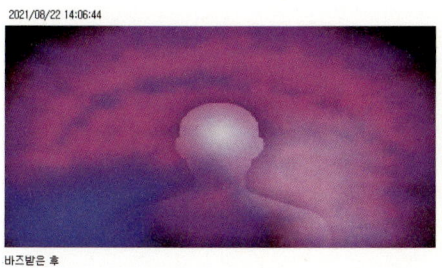
바즈받은 후

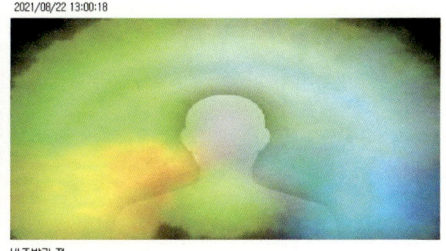
바즈받기 전

오라, 그리고 느끼라

엑세스바즈가 아직은 생소하기에, 도움이 필요한데도 망설이시는 분들이 많다. 그런데, 그랬던 분들도 막상 바즈 세션을 받고나면 가만히 누워서 몸을 맡기는 것만으로도 마음이 이렇게나 많이 가벼워질 줄 몰랐다고, 조금 더 빨리 찾아올 걸 그랬다고 하시는 분들이 많다.

뭔가 삶의 변화가 필요하다고 느끼시는 분들에게 꼭 이야기를 하고 싶다. 뭔가 달라져야 한다고 느끼고 있다면, 이곳은 당신에게 필요한 곳이 맞다. 자신이 유별나고 약한 사람이 아니라, 모두가 다 가지고 있는 약한 부분을 들여다 볼 기회를 가진다고 생각하면 좋을 것 같다. 당신은 그것을 인정할 줄 아는 용기가 있는 사람이다.

망설여지는 것은 너무나 자연스럽다. 많은 의문이 들 수밖에 없기 때문이다. 하지만 작은 두려움을 뒤로 하고 용기를 내본다면, 앞으로 펼쳐지는 삶의 모든 영역에서 보다 편안하고, 행복하고, 풍성한 삶의 가능성이 있다는 것을 몸소 알게 될 것이다.

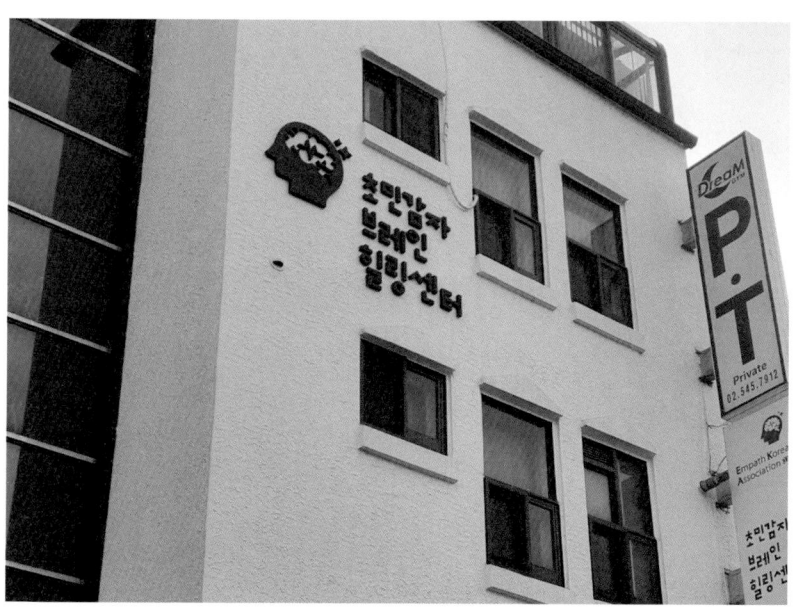

> 심각해질 필요 없다. 와서 즐기라.

많은 사람들이 센터에 와서 자신의 삶이 더 가벼워지고 즐거워졌다고 말한다. 다음은 삶의 변화를 느끼게 된 참여자들의 체험담이다.

[바즈 세션 경험 후 참여자들의 체험담]

#001

아마 국내 최초인 것 같다는 생각이 든다. 엠패스를 위한 전문 센터가 한국에도 생겼다는 사실이 나에게는 왜 이리 반가운지 모르겠다. '초민감자브레인힐링센터'가 오픈했다는 것을 우연히 알게 되었다. 엑세스바즈에 대해서는 두뇌 컨디션을 최상으로 회복시켜 증상을 완화시켜주는 테라피라고 해서 관심을 가지게 되었다.

내 경우엔 가족관계, 직장, 그리고 스스로에 대한 다그침 때문에 항상 누군가에게 손가락질 당하는 것 같은 느낌이 있었다. 나 스스로에게 떳떳하지 못하고 가족들에게 받는 스트레스로 불면증이 심했다. 솔직히 직장생활을 하면서 현대인의 불치병인 불안, 우울, 불면, 스트레스는 그냥 어른이 되어가는 과정에 겪는 일상이라 생각했었다.

언니, 동생과 사이가 안 좋은 건 그냥 연락을 안하고, 안보면 된다고 체념 했었다. 아빠가 크게 수술하시고 아프시면서, 나의 인생은 탈탈 털렸다. 하지만 아빠는 그 문제를 인지하지 못 하셨고, 건강문제로 크게 세 번이나 병원신세를 지셨다. 의사 선생님들이 아빠가 오늘 돌아가신다고 할 정도였다.

몇 년 전, 아빠 수술동의서에 싸인을 해야 했는데, 이게 현실인지 이상인지 구분도 잘 되지 않는 거였다. 뭐랄까... 언제 터질지 모르는 폭탄을 안고 사는 느낌이었다. 게다가, 인정받고 싶어하는 욕구가 나에게 너무 강하다 보니, 진짜 답 없다고 생각될 정도로 힘든 나날이었다.

초민감자브레인힐링센터에서 두 시간 정도의 엑세스바즈 테라피를 받았다. 뭐랄까. 진짜 마음속 응어리가 쑥 내려간 느낌이라고 할까? 진짜 신기했던 건, 세션을 받은 날 잠을 엄청 잘 잤다는 사실이다. 원래 자기 전 오만 생각이 다 나면서 쉽게 잠을 이루지 못했었는데, 뭔가 나에게 변화가 일어나고 있다는 느낌을 지울 수 없었다. 무엇보다, 머리가 엄청 맑아졌다! 이 청명한 느낌을 뭐라 표현해야 할지 모르겠다.

#002

내가 경험한 이곳은 두뇌 컨디션을 최적으로 회복시켜서 부정적인 생각과 감정에서 편안하게 벗어날 수 있도록 테라피를 진행하는 곳이라고 했다. 진짜일까? 몇십 년간 달고 살아온 이 불안감을 한순간에 덜어낼 수 있을까? 여러 생각들이 스치고 지나갔다.

센터에 가기 전 생각을 해봤다. 요새 나에게 가장 힘든 부분이 뭘까? 불안한 마음, 부정적인 생각이 머릿속에 계속 되는 것, 신경질적인 손님을 만났을 때 마음이 두근거리는 것, 같이 일하시는 분들과 이야기를 나누다가 갑자기 표정이 변함을 느끼는 것, 실수를 하고 그 일에 대해 지속적으로 생각하는 것 등이었다.

이 외에도 몸이 아파서 잠을 자다가 자꾸 깨는 것, 돌아서면 아무 일도 아닌데 당시에는 굉장히 큰 스트레스를 받고 가슴이 답답한 것, 아무와도 대화가 통하지 않는다고 생각이 되는 것, 여러 사람들의 기분이나 행동을 민감하게 받아들여서 몸이 아픈것, 사람이 많은 공간에 가면 어지럽고 숨이 잘 쉬어지지 않는 것, 책이나 영상을 볼 때 집중이 잘 되지 않는 것 등등이 나를 괴롭히는 부분이었다. 이외에도 더 많이 있지만 그만 생각해야 할 것 같다.

내가 센터에 꼭 방문해야겠다고 생각한 건, 위에 나열한 몇몇의 것들이 내 삶을 부정적인 방향으로 이끌고 있는 것 같아서였다. 나의 예민함이야 잘 알고 있지만, 어떤 것 때문에 이 예민함이 이렇게나 지속되는지 잘 모르겠다는 느낌이 들었다. 그래서 하루빨리 방문하고 싶었다.

날씨가 굉장히 좋았던 날이었다. 센터는 찾기가 굉장히 쉬웠다. 엘레베이터를 타고 4층으로 올라갔다. 가슴이 두근거렸다. 항상 처음은 너무나 긴장된다. 손이 뻣뻣해지면서 차가워지고 심장이 마구 뛰었다. 센터장님이 날 어떻게 볼까 이런 저런 생각들이 오갔다. 그러나 이런 생각들도 잠시. 센터의 따뜻한 느낌이 좋았다.

처음에는 바즈 세션의 모든 과정들이 잘 이해가 가지 않았다. 하지만 찬찬히 생각해보니, 골반이 틀어지면 교정을 받고 뼈가 부러지면 붙여야 하듯, 우리의 감정과 생각, 느낌이라는 보이지 않는 것들도 균형을 잘 잡아준다면 더 삶이 편안해 지지 않을까 싶었다. 이곳은 그걸 담당해 주는 곳이었다.

바즈 세션은 약물이나 다른 외부적인 요인을 접하지 않고 몸의 간단한 터치로 머리를 무겁게 하는 성분을 방출시키는 자연요법이었다. 오히려 여러 자극을 필요로 하는 병원보다 안정적 느낌이 들었고 마음이 편했다. 준비해 주신 맛난 차를 마시면서 약간의 상담을 했다. 어떤 점이 불안한지, 상담은 받아본 적이 있는지에 대해 물어보셨다. 세션은 침대에 누워서 가만히 있으면 되었다. 굳이 애쓰지 않아도 된다. 그 와중에도 여러 생각들을 했다. '좋아질까? 이런 간단한 터치로 생각이 진짜 없어질까? 긴 시간 누워있어야 하는데 허리가 버텨줄까? 동생이 밖에서 오래 기다리면 어떡하지? 내일모레 출근하기 싫다. 난 왜이렇게 게으를까?' 남들이 들으면 웃음이 날 정도로 별별 생각을 다했다.

누워서 눈을 감았는데 내 이마 미간 쪽에 손을 살짝 올려놓으셨다. 나는 잘 때도 이마 미간에 힘을 엄청 주고 자는 편이다. 그래서인지 주름도 패여있다. 여간 신경 쓰이는 게 아니다. 항상 미간이 무겁고 지글지글한 느낌이 강했었다. 그런데 세션이 진행되고 나서 조금 있다 보니, 이런 무거운 느낌이 사라졌다. 세션을 진행해 주셨던 센터장님께서는 슬픈 기운이 많이 느껴지신다고 했다. 자꾸만 눈물이 나왔지만, 울지 않으려고 애썼다.

이후, 센터를 다녀온 지 3일정도 되었다. 아, 그런데 정말 뭔가 재정비가 된 건가 싶다. 머리가 가볍다! 허리 통증 때문에 잠을 못자는 것 빼면 생각이 좀 단순해진 느낌이다. 누가 옆에서 짜증을 내도 그 순간뿐이지 오래가지 않았다. 보통 짜증이 집에가서도 계속되고 그 다음날까지 계속되었는데 그러지 않는다는 게 신기했다. 또 방문해보고 싶다. 예민함에 지쳐 있던 나에게 바즈 세션은 새로운 힘을 주었다.

"우리가 가진 생각과 감정으로 인생에 수많은 상황들과 문제들이 창조되는데, 그 모든 생각과 감정을 손쉽게 지워버리고 매 순간 다시 선택할 수 있다면 어떨까?"

새롭고 즐거운
힐링의 세계

무엇을 통해 우리는 행복해 질 수 있는가?

컴퓨터에서 필요없는 파일을 삭제하듯이 필요없는 생각을 지워버릴 수 있는 방법이 있다. 아주 오랜 세월동안 생각, 느낌, 감정의 짙은 밀도에서 기능해온 인류에게 엑세스바즈는 매우 소중한 유산이자 선물이라고 할 수 있다.

"두뇌의 활동에 새로운 방점을 찍어줄 도구, '엑세스바즈'가 우리에게는 있다."

[건강한 삶을 되찾은 외국 사례]

001

　제가 처음 엑세스 컨셔스니스 Access Consciousness 를 발견했을 때 저는 26세였습니다. 그 때 저는 매일 아침 극심한 불안감과 함께 잠에서 깨고는 했습니다. 매일 아침 세상이 끝나는듯한 우울한 느낌이었죠. 저는 이유를 알 수 없었습니다. 나는 성공적이었고, 젊었거든요.

　제가 우울하고 불안할 이유를 찾을 수 없었어요. 의사는 제 두뇌 밸런스가 맞지 않는다고 했고, 제 두뇌 밸런스를 맞출 수 있는 유일한 방법은 약물 복용이라고 했죠. 락사프로 Laxapro, 프로작 Prozac 등 세가지의 약물을 처방받았습니다. 6개월을 복용해도 우울과 불안은 계속 재발되었습니다. 그러자 의사들은 복용량을 늘려서 처방했고, 다른 약들도 추가했습니다.

　그렇게 2년이 지난 후에도 저는 약을 먹고있었고, 불안 발작이 일어날 경우를 대비해서 자낙스 Xanax 까지 처방받고 있었습니다. 또, 잠이 들지 못할 경우를 위해 수면제도 처방받는 등 복용하는 약의 종류와 양만

늘어가고 있었습니다. 우울함과 불안함을 느끼지 않고 하루를 보내기 위해서는 꼭 약을 먹어야만 했습니다.

이렇게 몇 년을 보내며 아무것도 나아지지 않는 것을 발견했습니다. 나는 뭔가 다른 방법이 있을 꺼라고 생각했어요. 나는 질문을 하기 시작하며, 다른 길을 찾기 시작했습니다.

그러던 중, 제 가족 중에 온갖 치유기법과 명상기법을 다 시도해보는 괴짜 동생이 있는데, 나에게 어떤 치유사를 소개시켜 주었습니다. 나는 그녀와 세션을 하기로 했고, 그녀는 나에게 많은 질문을 던졌습니다.

"우울, 불안을 일으키는 생각, 느낌, 감정들 중에 98%가 당신의 것이 아니라면 어떨까요? 당신이 주위의 많은 사람들의 파장을 수신하며 감지하는 것이라면 어떨까요?"

저는 이 질문을 듣고 뒷통수를 한 대 얻어맞은 느낌이었습니다. 이것이 저와 엑세스 컨셔스니스의 첫 만남이었죠. 그리고 드디어 엑세스바즈를 받게되었고, 저는 생애 처음으로 내 모습 그대로 괜찮다는 평화로운 감각을 느끼게 되었습니다. 이게 벌써 15년 전의 일이네요.

계속해서 엑세스바즈를 받으며 나는 모든 약을 끊게 되었고, 우울함과 불안함은 내 것이 아니라는 것을 압니다. 나는 엑세스바즈와 엑세스의 질문 기법을 사용하며, 내가 감지하고 수신하는 내 주위의 정보들에 압도당하지 않습니다. 엑세스바즈는 정말 제 삶을 통째로 바꿔놓았습니다!

- 메건 힐, 미국 콜라라도 거주 Megan Hill, Colorado, USA -

#002 - 과민반응 극복 사례

엑세스바즈를 처음 알았을 때, 저는 여러 화학 물질에 대한 과도한 민감성에 시달리고 있었습니다. 마트에 가면 바닥에 무슨 세제를 썼는지 정확히 알 수 있을 정도였죠. 호흡기도 민감해서 마스크를 쓰지 않으면 바깥에 나갈 수 없을 정도여서, 많은 부분이 힘들었습니다.

그러던 중, 엑세스바즈를 받게 되었고 1주일에 한번씩 1년을 받았던 것 같습니다. 바즈를 받기 시작하면서 제 몸과 마음에 여유 공간이 생기기 시작했으며, 내 몸이 과민반응하던 것들에 대한 반응이 사라지게 되었습니다. 내가 다니던 병원의 의사들은 다시 증상이 재발할 것이라고 말했습니다. 그런 타고난 민감성을 극복하는 사례를 본 적이 없던 것이죠. 이제 10년이 지난 지금, 전혀 증상이 재발하지 않고 있습니다!

- 브렛 록모어, 미국 뉴욕 거주 Bret Rockmore, New York, USA -

#003

나는 자기비판이 매우 심했습니다. "나는 충분하지 않아, 그걸 했어서는 안돼어.." 등의 자기 독백이 끊이질 않았죠. 상대방이 싫어할 것 같은 말을 극도로 조심하기도 했습니다.

엑세스바즈를 받기 시작한 후로, 나의 있는 모습 그대로가 괜찮다고 느껴질만큼 여유가 생겼고, 이제는 '다른 사람들이 뭐라고 생각하든 그게 무슨 상관인가?' 나는 나 자신으로 존재하는 것에 아무런 문제가 없어졌습니다. 내가 재미있는 것을 선택함으로써 다른 사람들에게도 유익한 변화를 줄 수 있다는 것은 정말 멋진 일입니다!

- 미나코 이케가미, 미국 캘리포니아 거주
Minako Ikegami, California, USA -

더 행복하고 만족스런 삶을 가능하게 하는 엑세스바즈

많은 사람들이 나에게 묻는다. '엑세스바즈를 통해 행복해졌냐'는 것이다. 솔직히 말해, 나는 많이 가벼워지고, 훨씬 덜 심각해지고 또 행복해졌다. 엑세스바즈과 행복의 상관관계는 계속해서 새롭게 쓰여지고 있다. 나라고 의문이 없었던 것은 아니다. 친한 지인을 통해 엑세스바즈를 처음 시작했을 때, '뭐 이런 게 있지' 싶은 생각이 나 역시 들었다.

하지만, 마음을 열고 세션을 받고나니 무거운 고민과 스트레스, 걱정으로 가득했던 머릿속이 고요해지는 놀라운 변화를 경험하게 되었다. 2007년 그날 이후로 엑세스바즈는 계속해서 나의 몸, 마음, 삶을 가볍게 해주고 의식을 자유롭게 하는데 큰 도움이 되고 있다. 나뿐만 아니라, 힐링센터를 찾는 많은 분들과 사랑하는 사람들에게 큰 도움을 줄 수 있어 정말 감사하게 생각한다.

나는 많은 부분에서 생각과 고민에 휩싸여 있는 사람이었다. 엑세스바즈는 불필요한 생각과 고민을 사라지게 했고, 기분과 컨디션을 상쾌하게 했다. 모든 것은 배우려는 욕망과 끝없는 의문을 통해서 시작되었다. 바즈를 처음 어렴풋하게 알게 된지 10년 이상이 지났다. 그 세월 동안 나는 엑세스컨셔스니스의 여러 과정들을 통해 서서히 이해의 폭을 넓혀왔고, 이전보다 훨씬 가볍고 자유롭고 행복해져 있는 나 자신을 발견하고는 한다.

바즈가 주는 '깊은 이완'과 평화로운 고요는 말할 수 없는 기쁨이 된다. 바즈는 내게 세상을 바라보는 다른 관점을 보여주었다. 행복해졌다는 것을 다른 말로 표현하면 '불필요한 고통이 줄었다'고 표현해도 될 것이다. 나를 무겁게 하는 부정적인 에너지들이 사라지면서, 내 삶의 모든 영역에서 가능성은 이전과 비교할 수 없을 정도로 커졌다. 마음은 더 넉넉해졌고 더 여유 있어졌다. 더 관용적이 됐고, 더 자유로워졌다. 또한, 다양한 음악을 창작하고 가사를 쓰고 악기를 연주하고 사업을 진행하는데 더욱 창의적이 되었다. 그리고 나는 더 용감한 사람이 되어 있었다. 나는 웬만한 일들에는 흔들리지 않고 힘들어하지 않게 되었다.

나는 지금 이 순간 있는 그대로의 존재와 현상, 그리고 펼쳐질 수 있는 수많은 가능성들에 눈 뜰 수 있게 되었다. 나는 엑세스바즈가 가져다 준 이 충만함을 많은 사람들과 함께 하길 원한다.

모든 것의 열쇠는 '의문'이었다. 나는 당신이 엑세스바즈가 어떻게 행복을 증진시키는지 구체적으로 살펴보기를 바란다. 의문을 가지고 말이다. 변화와 세상을 바라보는 다른 관점은 직접 경험해 봐야 알 수 있다. 엑세스바즈는 고요와 행복으로 당신을 안내할 것이다. 낡은 생각과 감정들이 사라진 자리에 지혜가 피어날 것이고, 스스로의 존재적 가치를 새로운 시각으로 바라보게 될 것이다.

인생을 살기 위해서는 다양한 영역의 앎이 필요하다. 스스로 의문하며 가능성을 찾아가는 여정에 엑세스바즈는 아주 큰 힘이 되어줄 것이다.

맺는 글

당신을 행복하게 해줄 놀라운 힌트, 엑세스바즈

나는 미래에 대한 불안과 온갖 스트레스, 스스로에 대한 수치심 죄책감 등으로 괴로워하던 사람이었다. 나 자신과 스스로의 삶에 대해 만족감이 없던 사람이었다. 그러던 중 2007년 어느 여름날, 지인을 통해 엑세스바즈를 알게 되었다. 나는 그 인상적인 날을 아직도 잊지 않고 있다.

엑세스바즈를 처음 받았던 그 날은 나에게 결코 잊을 수 없는 날이다. 바즈를 처음 접하고 나서 나는 그 순간 다른 사람이 되었던 것 같다. 시끄럽던 머리 속은 고요해졌고, 긴장이 가득했던 몸은 아기처럼 이완되었다. 이 평온함을 얼마 만에 느낀 것인지... 깊은 안도와 평화의 느낌이 나를 감쌌다.

스스로를 잘못된 존재로 만들며 그것을 뜯어고쳐야만 새로운 존재가 될 수 있다고 가르치던 명상단체에서 수행하던 나에게, 엑세스는 완전히 다른 가능성을 열어주었다. 이 현실에서 주입받은 관념들로부터 벗어나자 나에게는 아무것도 잘못된 것이 없었다.

모든 이들이 맞추고 있는 기준에 맞지 않으면 틀렸다고 말하는 이 현실에서 스스로를 잘못된 존재로 여기고 있었던 나에게 완전히 새로운 존재의 방식을 알려준 엑세스컨셔스니스 Access Consciousness. 이 놀라운 시스템을 창립한 게리더글라스 Gary Douglas 와 대인히어 Dain Heer 박사에게 깊은 감사를 드린다.

그동안 뜻깊은 인연들이 많이 있었다. 2014년 리커넥티브힐링 한국센터를 시작하며 만났던 모든 고객들과 학생들, 그리고 2020년 초민감자 empath 브레인힐링센터로 이어진 모든 인연들에게 감사드린다. 아울러 엑세스바즈를 한국에 더 많이 알릴 수 있게 책 출간의 기회를 주신 드림워커 한아타 대표님께도 감사의 마음을 전한다.

마지막으로, 함께 센터를 운영하며 항상 곁에서 빛이 되고 힘이 되어주는 사랑하는 아내 상옥씨에게 깊은 애정과 존경과 감사를 보낸다.

2022년 7월

김권하